臨床医学総論

1. 症候

B. 皮膚・外表　e 鼠径部膨隆
E. 消化器　b 胸焼け
G. 泌尿・生殖器　c 血尿
H. 心理・精神機能　b 認知機能障害　c うつ状態　d 躁状態　e 幻覚妄想　f 不安障害
I. 神経、運動器　b 失語・失認・失行　d 記憶障害　e 感覚障害

鼠径部膨隆

（1）定義・概念

　鼠径部は大腿と腹部との境で，恥骨部の両外側で左右の上前腸骨棘を結ぶ水平線と鼠径靭帯が囲む領域を指す．鼠径部が膨れる疾患には，鼠径ヘルニア，鼠径部停留精巣，リンパ節腫大，肉芽腫などがある．このうち頻度が高いヘルニアについて解説する．

（2）病態生理

　先天的，または後天的な原因で生じた組織の間隙から，臓器や組織が脱出している病態をヘルニアという．鼠径部では，外鼠径ヘルニアと内鼠径ヘルニアがある．

（3）分類および原因疾患

　外鼠径ヘルニアは，腹膜の一部が内鼠径輪から外鼠径輪に飛び出し，大網・小腸・卵巣などの腹腔内臓器が鼠径部から脱出した状態をいう．

　内鼠径ヘルニアは，老化などによって筋膜や靭帯が弛緩し，下腹壁動静脈の内側，鼠径管後壁から膨隆が起こるものである．

（4）臨床症状

　立位になったり，息んだりして腹圧をかけると鼠径部に膨隆が起こる．

（5）検査と鑑別診断

　視触診で膨隆を認めるが，超音波検査，CT 検査で確認することもある．

（6）治療

　徒手整復で還納されることもあるが，完治するには手術が必要である．脱出した臓器が血流障害を起こした場合には嵌頓（かんとん）とよばれ，緊急手術が必要になる．

胸焼け

（1）定義・概念

　胃液の逆流や過酸状態により，胸骨下縁から咽頭部にかけて，熱い感じや不快な感じを訴える症候である．

（2）病態生理

　逆流性食道炎などによって胃液が食道に逆流し，食道粘膜が刺激され，傷害を受けて発症する．

（3）分類および原因疾患

　逆流性食道炎や胃・十二指腸潰瘍などの疾患が原因になる．

（4）臨床症状

　過酸状態では，胸焼けのほか，呑酸（どんさん）や心窩部痛を伴うことが多い．

（5）検査と鑑別診断

　食道内視鏡検査で食道粘膜の傷害を確認する．狭心症など，胸痛をきたす他の疾患を鑑別する．

（6）治療

　規則正しい食生活を行って睡眠前の食事を控え，上半身を挙上して眠るなどを指導する．また，肥満の解消，大食や高脂肪食も控えるようにする．薬物療法では，プロトンポンプ阻害薬（PPI）などを服用して胃酸分泌を抑制する．

血尿

（1）定義・概念

　尿に赤血球が混じる状態を血尿という．目で見て出血があると確認できるほどの場合を「肉眼的血尿」，目では血尿を確認できないが，顕微鏡で赤血球が1視野で4個以上見られる状態を「顕微鏡血尿」という．

（2）病態生理

　腎・尿路系の炎症，腫瘍，結石や，全身性の出血傾向で発生する．

（3）分類および原因疾患

　腫瘍性疾患には腎細胞癌，腎盂・尿管の尿路上皮癌，膀胱癌，前立腺癌がある．良性疾患では，尿路結石，膀胱炎，糸球体腎炎が多く，そのほか，腎動静脈奇形，腎動脈瘤，腎梗塞，前立腺肥大症などがある．原因が不明な特発性のこともある．

（4）臨床症状

　尿管結石では疝痛発作があり，膀胱炎では頻尿，残尿感，排尿時痛などがある．腫瘍は初期には症状が乏しく，健康診断で顕微鏡的血尿が指摘されたりする．

（5）検査と鑑別診断

　尿検査で尿中に赤血球が多いことを確認する．血尿の原因を確定するには，超音波検査，CT検査，MRI検査，膀胱鏡検査，尿細胞診検査などを行う．尿が赤くなる病態にはミオグロビン尿やヘモグロビン尿もあり，鑑別する．

（6）治療

　悪性腫瘍では手術を行う．結石は自然に排出されることもあるが，体外衝撃波結石破砕療法などの処置が必要なこともある．膀胱炎は抗菌薬で治療する．急性糸球体腎炎は安静にして，食事療法を行う．

認知機能障害

（1）定義・概念

　認知症とは診断できないが，正常とも判断できない，いわゆる境界域の知的状態をいう．

（2）病態生理

　認知症性疾患の前駆状態と考えられ，一見健康な65歳以上の人のおよそ5%程度が該当し，このうち約半数が4年以内に認知症に進展するといわれる．

（3）分類および原因疾患

　アルツハイマー病，前頭側頭葉変性症，レビー小体病，脳血管疾患，頭部外傷など，すべての認知症性疾患の前駆状態と考えられる．

（4）臨床症状

　主観的な物忘れの訴えがあり，年齢に比べて記憶力が低下している．ただし日常生活動作や全般的な認知機能は正常である．

（5）検査と鑑別診断

　認知機能検査，MRI と SPECT などの画像検査，脳脊髄液の特殊生化学検査（リン酸化タウなど）などで認知症と鑑別する．薬物の副作用としての認知機能障害や，老年期うつ病，妄想性障害などとも鑑別診断を行う．

（6）治療

　薬物療法としては確立されていないが，コリンエステラーゼ阻害薬などが検討されている．「認知症の人と家族の会」などに参加し，患者と家族が認知症を理解するよう，心理・社会的療法も行われる．

うつ状態（抑うつ状態）

（1）定義・概念

　憂うつで，気分がふさぎがちな状態である．

（2）病態生理

　内分泌疾患（橋本病，下垂体機能低下症，アジソン病など），感染症（脳炎，結核など），悪性腫瘍，神経疾患（脳梗塞，認知症など）などの身体疾患や，薬物副作用（睡眠薬，抗うつ薬，抗精神病薬など）でみられることがある．また，うつ病性障害，双極性障害，適応障害，不安症，パーソナリティ障害，統合失調症などの精神疾患でも認められる．

（3）分類および原因疾患

　双極性障害は，うつ状態と，躁状態または軽躁状態を反復する．

（4）臨床症状

　気持ちが沈む，もの悲しい，虚しいなど，抑うつ気分がある．意欲も低下し，自宅に引きこもりがちになるなど行動面での症状や，自分を責めるマイナス思考もみられる．食欲の低下，不眠，頭痛，倦怠感，下痢や便秘などの消化器症状，発汗や動悸など，多彩な身体症状を伴うこともある．

（5）検査と鑑別診断

　詳しく医療面接を行ってうつ状態を診断する．血液検査，尿検査，エックス線検査，CT 検査，MRI 検査，脳波検査，神経学的検査などから身体疾患を鑑別する．

（6）治療

　休息，生活リズムの調整，睡眠，飲酒やカフェインの節制など，生活指導を行う．必要に応じて，気分安定薬や抗うつ薬を使用する．認知行動療法，対人関係社会リズム療法，マインドフルネス認知療法など，心理療法が行われることもある．

躁状態

(1) 定義・概念

うつ状態と逆に，気分が高揚しているようにみえる状態である．

(2) 病態生理

躁病（双極性障害）のときにみられる．

(3) 分類および原因疾患

器質的脳疾患，薬物中毒，統合失調症，非定型精神病の経過中でも出現することがある．

(4) 臨床症状

気分の爽快や高揚，次々に観念がわき起こって思考にまとまりがない（観念奔逸），誇大的，妄想的な話をする（誇大妄想）といった状態である．これに，欲動が亢進して多弁，多動になり，その程度が強くなると興奮状態や逸脱行動がみられることもある．

(5) 検査と鑑別診断

詳しく医療面接で症状を確認する．身体疾患や精神疾患の鑑別を行う．

(6) 治療

患者自身は「自分が病的な状態である」という病識に乏しく，治療の必要性を認めないことも多い．しかし，社会的な問題を起こすこともあり，気分安定薬や抗精神病薬で治療する．患者と家族に双極性障害について心理教育を行うのも有用である．

幻覚・妄想

(1) 定義・概念

幻覚は，現実には存在しないものを，あたかも存在しているように感じるものである．

妄想は，病的に意味づけをしたり，病的に誤った判断，誤った強い信念など，思考内容が障害されている状態をいう．

(2) 病態生理

幻覚の詳細な原因は不明であるが，脳の活動水準低下に伴う自我機能の障害と感覚性の刺激症状が重なって生じると推測されている．

(3) 分類および原因疾患

幻覚は，中枢神経系の器質的疾患，意識障害，統合失調症など精神疾患などでみられる．

妄想は，認知症，せん妄，器質性精神病性障害，薬物中毒，統合失調症など精神疾患などでみられる．

(4) 臨床症状

幻覚は，知覚や感覚器の種類によって，幻聴，幻視，幻味，幻嗅，幻触，身体の奇妙な異常感である体感幻覚などに分けられる．

妄想は，その内容から，被害妄想群（被害妄想，関係妄想，注察妄想など），誇大妄想群（血統妄想，予言者妄想，発明妄想など），微小妄想群（貧困妄想，罪業妄想，心気妄想など），被影響妄想群（憑依妄想など）に大別される．

(5) 検査と鑑別診断

医療面接を丁寧に行って診断する．

（6）治療

　原因が確定すれば，原因疾患に対する治療を行う．必要に応じて抗精神薬などを使用する．

不安障害

（1）定義・概念

　従来，神経症とよばれていた病態のうち，特に不安に基づく状態を不安障害という．

（2）病態生理

　セロトニン系が関与する皮質－線条体－視床－皮質回路の障害が推測されている．

（3）分類および原因疾患

　不安障害には，広場恐怖を伴ったり伴わないパニック障害，パニック障害の既往がない広場恐怖，特定の恐怖症，社会恐怖，強迫性障害，外傷後ストレス障害，急性ストレス障害，全般性不安障害などがある．

（4）臨床症状

　強迫性障害では，強い不安と苦痛を伴い，繰り返して執拗に浮かんでくる特定の思考（強迫観念）とそれを打ち消すために反復して行われる行為（強迫行為）を主な症状とする．

　パニック障害では，強い恐怖感または不快感が突然に起こり，動悸・発汗・呼吸困難感・胸痛・死への恐怖感などを認める発作が繰り返して起こり，収まっても発作が再び起こるのではないかという不安が続く．

　外傷後ストレス障害では，生命に危険を感じるような体験や性的暴力などを受けた後に，不快な記憶，悪夢，心理的苦痛，孤立感，イライラした行動，怒りなどが1か月以上続く．

（5）検査と鑑別診断

　医療面接で症状を聞き取る．うつ病との鑑別が重要である．

（6）治療

　安心感と安全感をもてるような支援・対策を提供していく心理社会的治療，認知行動療法や曝露反応妨害などの精神療法を行う．薬物療法では，抗うつ薬や抗不安薬が用いられる．

失認・失行

（1）定義・概念

　失認は，日常よく知っている対象を認知できなくなる障害である．

　失行は，筋力，感覚，協調運動には障害がないにもかかわらず，特定の熟練した目的運動をうまく行えない状態である．

（2）病態生理

　大脳の病変により，行為や認知に関する高次機能が障害された状態である．

（3）分類および原因疾患

　失認は，感覚の様式や対象の内容によって，視覚失認，聴覚失認，触覚失認，相貌失認，半側空間無視，身体失認，病態失認などに分類される．

　失行は，障害される運動の種類により，構成失行，観念運動性失行，観念性失行，肢節運動失行，着衣失行，口部失行などに分類される．

　失認，失行の原因には，脳血管障害，脳腫瘍などの器質性疾患，アルツハイマー型認知症などの変性症，

心因性疾患などがある.

（4）臨床症状

　失認では，見るもの，触るもの，聞くものの内容が分からなくなる．また，自らの障害を自覚しなかったり，否認することもある.

　失行では，はさみや箸などの道具が使えない，服がうまく着られないなど，目的とする動作ができない.

（5）検査と鑑別診断

　医療面接と神経学的診察で，失認，失行のあることを確認する．血液検査や，CT，MRI，SPECT などの画像検査などを組み合わせて原因疾患を鑑別する.

（6）治療

　脳血管障害，脳腫瘍，脳炎など，原因に応じた治療を行う．適応があればリハビリテーションを行う.

記憶障害

（1）定義・概念

　記憶の要素である記銘，保持，追想，再認のいずれかに病的変化が起きて，記銘障害や追想障害がある状態である.

（2）病態生理

　脳血管障害やアルツハイマー型認知症などの変性症など，脳器質性疾患のほか，心因性やヒステリー性にも起こりうる.

（3）分類および原因疾患

　記銘の障害は記銘力が低下した状態である．追想障害は量的障害，質的障害に大別され，量的な障害には，記憶亢進（過去の記憶が活発によみがえる）や記憶減退（追想が全般的に低下）がある．健忘は過去の体験や一定期間の事柄が追想できない状態で，全健忘と部分健忘に分けられる.

（4）臨床症状

　記銘力障害，逆行健忘，作話，失見当識がある状態をコルサコフ症候群という.

（5）検査と鑑別診断

　記憶障害の検査には，日本版ウェクスラー記憶検査改訂版（WMS-R）（言語性記憶，視覚性記憶，一般的記憶，注意/集中力，遅延再生を指標とする），リバーミード行動記憶検査（RBMT）（日常生活のなかでの記憶の問題を評価する）がある．また，数の順唱や単語（物品名）の即時再生で簡単に短期記憶（即時記憶）を検査できる．言語性記憶の検査には三宅式記銘力検査，視覚性記銘力検査には Rey-Osterrieth 複雑図形検査と Benton 視覚記銘検査が用いられる.

（6）治療

　原因疾患が明らかであれば，それに適した治療を行う．記憶障害を中心としたアルツハイマー病には，コリンエステラーゼ阻害薬などの薬物療法も行われる.

感覚障害

（1）定義・概念

　感覚は，外界からの刺激や体内状況に起こる変化を感じ取り，それを認知する働きである．感覚には，

表在感覚として触覚，痛覚，温度覚があり，深部感覚として振動覚，関節位置覚，さらに複合感覚（皮質感覚）として2点識別覚，立体覚がある．これらの感覚に何らかの異常がある場合を感覚障害という．

（2）病態生理

　感覚神経の上行路に異常があると感覚障害として訴えられる

（3）分類および原因疾患

　感覚障害には，感覚過敏，感覚低下・感覚脱失，異常感覚，疼痛（痛み）がある．感覚障害の原因には，①末梢神経障害として手根管症候群や頸椎症など，②中枢性障害として脳血管障害が多い．脳血管障害は，視床や内包が障害される場合が多く，頭頂葉皮質や脳幹の障害でも発症する．

（4）臨床症状

　感覚過敏は，刺激によって予想されるよりも強い痛みを生じる場合で，たとえば針刺激を与えた場合に感じる．

　感覚低下・感覚脱失は，いわゆる感覚鈍麻で，すべての感覚が異常になることも，特定の感覚だけが障害されることもある．

　異常感覚は，「ジンジンする」とか「ビリビリする」といった訴えで，しびれ感ともいわれる．

　疼痛は，痛みを起こす物質によって自由神経終末が刺激されて発生する．

（5）検査と鑑別診断

　医療面接で患者の訴えを聞き取り，神経学的診察で確認する．血液検査，単純エックス線検査，心電図検査，エコー検査，脳脊髄液検査などで器質的疾患を診断する．末梢神経伝導速度検査や末梢神経生検で末梢神経疾患を鑑別する．中枢神経疾患の診断には，頭部CT・MRI検査を行う．多発性硬化症の診断には，体性感覚誘発電位（SEP），脳幹聴覚誘発電位（BAEP），視覚誘発電位（VEP）などを検査する．

（6）治療

　糖尿病やビタミンB_1欠乏症（脚気）による末梢神経障害では原因疾患の治療を行う．手根管症候群や頸椎症には手術が必要なこともある．脊髄，大脳，脳幹の疾患に対してはそれぞれの疾患に対する治療を行う．

3．臨床検査法

A．検体検査　d 生化学検査　〔膵機能検査〕①アミラーゼ　②膵リパーゼ
　e 免疫学的検査　①RF　②抗核抗体　③抗 CCP 抗体
　f 感染症検査　①溶連菌　②HIV　③肝炎ウイルス（A、B、C、D、E）　④ヘリコバクター・ピロリ
　　⑤クラミジア　⑥梅毒トレポネーマ　⑦結核・非結核性抗酸菌
　g 腫瘍マーカー検査　①AFP　②CA19-9　③CA125　④CEA　⑤PSA　⑥SCC　⑦CA15-3

生化学検査〔膵機能検査〕

①アミラーゼ

　アミラーゼは食物のデンプンを分解する消化酵素で，唾液腺から分泌される唾液と，膵臓から分泌される膵液に含まれている．この両者はアイソザイムを調べると，S 型（唾液腺型）と P 型（膵型）に区別できる．血清アミラーゼの基準値は 60〜200IU/L であるが，施設によって異なる．尿アミラーゼを測定することもある．

　血清・尿アミラーゼがともに高値になるのは，①膵疾患（急性膵炎，慢性膵炎急性増悪，膵癌），②腸管疾患（腸閉塞，胃・十二指腸穿孔），③唾液腺疾患（耳下腺炎），④その他（肺癌，卵巣癌，大腸癌）などである．

　血清アミラーゼだけが高値になるのは，①アミラーゼ排泄障害（腎不全），②巨大アミラーゼ分子（マクロアミラーゼ）の場合である．

　血清アミラーゼが低値になるのは，慢性膵炎や膵癌などで膵実質が荒廃された場合などである．

②膵リパーゼ

　リパーゼは，中性脂肪を脂肪酸とグリセリンに加水分解する酵素で，膵臓から分泌される．基準値は比濁法で 36〜161 IU/L であるが，検査法によって異なる．

　血清リパーゼが高値になるのは，①膵疾患（急性膵炎，慢性膵炎，膵癌，膵嚢胞，膵外傷など），②その他（消化管穿孔，腸閉塞）である．

　血清リパーゼが低値になるのは，慢性膵炎や膵癌の末期で膵機能が荒廃した場合である．

免疫学的検査

①リウマトイド因子

　リウマトイド因子（RF）は免疫グロブリンの一種である IgG の Fc 部分に対する自己抗体で，関節リウマチ患者でしばしば陽性になる．

　関節リウマチ患者の約 80%が陽性になり，診断や治療効果の判定に役立つ．ただし，関節リウマチ以外の膠原病（全身性エリテマトーデスなど），肝疾患（慢性肝炎など），感染症（結核など）でも陽性になることがあり，逆に関節リウマチ患者でも陰性になる可能性がある．

②抗核抗体

　抗核抗体は，細胞の核成分（DNA，RNA，核蛋白など）に対する自己抗体である．膠原病，自己免疫疾患の診断に有用である．

　抗核抗体が陽性になるのは，①膠原病，自己免疫疾患（全身性エリテマトーデス，シェーグレン症候群

など），②その他（感染症，悪性腫瘍）などである．

③抗シトルリン化ペプチド抗体

　　抗シトルリン化ペプチド抗体（抗 CCP 抗体）はシトルリン化ペプチドに対する自己抗体で，関節リウマチに特異的なマーカーである．診断と予後の判断に有用で，早期の関節リウマチ患者の診断にも役立つ．

感染症検査

①溶連菌

　　溶血性連鎖球菌（溶連菌と略する）は，丹毒，膿痂疹などの皮膚感染症や，咽頭炎，扁桃炎，猩紅熱の原因になる．また，続発症として急性腎炎を起こすこともある．

　　感染局所からの検体を用いて培養同定するが，咽頭粘液を採取して迅速に抗原を検出したり，血清中の抗体価として ASO 抗体や ASK 抗体（教科書 p168）の上昇から診断する．

②HIV

　　HIV（human immunodeficiency virus，ヒト免疫不全ウイルス）は T リンパ球に感染し，細胞性免疫機能が低下する後天性免疫不全症候群（acquired immunodeficiency syndrome; AIDS）を起こす．

　　HIV 感染の診断には血中の HIV 抗体検査や抗原検出でスクリーニング検査が行われ，陽性の場合にはウェスタンブロット法や RT-PCR 法で確定診断を行う．HIV 感染症の活動性は，CD4 陽性 T 細胞数の検査や，HIV-RNA 定量検査を行って判断する．

③肝炎ウイルス（A, B, C, D, E）

　　肝炎は，ウイルスによって肝細胞が変性，壊死し，さらにそれに続く生体側の炎症反応が加わった病態である．肝炎ウイルスには A〜G 型の 7 種類あるが，日本では A, B, C 型肝炎ウイルスが主として問題になる．A 型肝炎ウイルスは魚介類などを介して経口感染し，B, C 型肝炎ウイルスは血液を介したり，母子感染が起こる．

　　肝炎ウイルスの診断は，抗原，抗体を検査して行われる．A 型肝炎の診断は IgM 型抗体の検出で行われる．B 型肝炎は，HBs 抗原の検出でウイルスの存在を判断し，既往感染は HBs 抗体で確認できる．C 型肝炎の診断には抗原，抗体を検査するが，肝炎の活動性を判断したり，治療法を選択するうえでは C 型肝炎ウイルスの RNA を定量する．

④ヘリコバクター・ピロリ

　　ヘリコバクター・ピロリは胃に感染し，胃・十二指腸潰瘍や胃癌などの上部消化管疾患や，特発性血小板減少性紫斑病などの原因になる．治療には抗菌薬で除菌するが，治療前後で検査を行って除菌の効果を確認する．

　　ヘリコバクター・ピロリの検出には，内視鏡検査の際に生検組織を採取して，迅速ウレアーゼ試験，鏡検法，培養法を行う方法と，生検組織を必要としない検査法として，尿素呼気試験，抗 H. pylori 抗体測定，便中 H. pylori 抗原測定のいずれかが行われる．

⑤クラミジア

　　クラミジアは DNA と RNA をもつ偏性細胞寄生性の病原体で，生きた細胞の中で封入体を形成して増殖する．このため培養は特殊な条件でしか行えず，検査では抗体，抗原で検出する．必要な場合には DNA プローブ法や PCR 法などで遺伝子を検出する．

⑥梅毒トレポネーマ

梅毒の病原体で，性行為によってヒトからヒトへ感染が広がる．純培養は難しく，ワッセルマン反応としてリン脂質のカルジオリピンに対する抗体を検査する STS 法では，梅毒感染患者や梅毒感染の既往者が陽性になる．しかし，膠原病，肝疾患，妊娠などでも陽性になることがあり，生物学的偽陽性反応とよばれる．このため，梅毒の病原体である Treponema pallidum 抗原に対する抗体を調べる TPHA 法や FTA–ABS 法を行って診断を確定する．

⑦結核・非結核性抗酸菌

抗酸菌はチール・ネールゼン法や蛍光法などの抗酸菌染色で染まる細菌で，結核を起こす結核菌，非結核性抗酸菌症を起こす非結核性抗酸菌，ライ菌がある．

排菌が多い場合は，喀痰，気管支吸引液や胃液などを採取して塗抹し，抗酸菌染色を施して顕微鏡で確認する．

結核菌の培養には小川培地などを用いるが，発育速度が遅く，日数がかかる．このため，早く検出して診断するには，結核菌群のみが有する遺伝子配列を PCR 法などで増幅する遺伝子検査法が行われる．

なお，結核の診断にツベルクリン反応が使われていたが，BCG 接種後にも陽性となる欠点がある．結核菌特異マーカー検査として，結核菌特異蛋白刺激性遊離ガンマインターフェロン（γ–IFN）測定（クォンティフェロン検査）が結核感染のスクリーニングなどに利用される．ただし，BCG ワクチン接種の影響を受けないものの，既感染と現行感染を完全には区別できず，あくまで補助診断の一つとされる．

腫瘍マーカー検査

腫瘍マーカーは，正常細胞ではほとんど産生されず，腫瘍細胞が特異的に産生したり，腫瘍細胞が生体内にあることによって作られる蛋白質などである．このため，腫瘍マーカーを測定すると，癌の補助診断，病期の判定，治療効果の判定，経過観察，予後推定などに役立つ．

①AFP

α–フェトプロテイン（AFP）は，胎児期に肝臓と卵黄嚢で産生される分子量約 70,000 の胎児性蛋白で，肝細胞癌などで再び産生されるようになるので，腫瘍マーカーとして用いられる．基準値は 10ng/mL 以下である．肝細胞癌のほか，卵黄嚢腫瘍，胎児性癌や，肝硬変，慢性肝炎などでも高値になることがある．

②CA19-9

糖鎖抗原 19-9（CA19-9）は，膵癌，胆道癌，卵巣癌，進行肺癌などの腫瘍マーカーとして用いられる．基準値は 37U/mL 以下である．なお，胆石症，卵巣嚢腫，気管支嚢胞などの良性疾患でも高値になることがある．

③CA125

糖鎖抗原 125（CA125）は，卵巣癌，子宮癌の腫瘍マーカーとして用いられる．基準値は，男性および閉経後の女性では 25U/mL 未満，閉経前の女性は 40U/mL 未満である．卵巣癌や子宮頸癌，子宮体癌で高値になるほか，肝癌，膵癌，子宮内膜症，胃癌，結腸癌，肺癌，子宮筋腫などでも高値になることがある．

④CEA

癌胎児性抗原（CEA）は，大腸癌をはじめとする腺癌のマーカーとして用いられ，基準値は 5ng/mL 以

下である．結腸・直腸癌，膵癌，肺癌，胃癌，乳癌，子宮癌，肝細胞癌，卵巣癌などの癌で高値になるが，急性肝炎，慢性肝炎，炎症性腸疾患，胃潰瘍，胃炎，慢性気管支炎，糖尿病などの良性疾患でも高値になるほか，加齢や長期喫煙でも高値になる傾向がある．

⑤PSA

　前立腺特異抗原（PSA）は，前立腺癌に特異的な腫瘍マーカーとして有用で，基準値は 4.0ng/mL 以下である．前立腺癌の進行とともに高値になり，診断や治療経過を観察するうえで役立つ．ただし，前立腺肥大症，急性前立腺炎，尿閉などでも高値になりうる．

⑥SCC

　扁平上皮癌関連抗原（SCC）は扁平上皮癌の腫瘍マーカーとして有用で，基準値は 1.5ng/mL 未満である．扁平上皮に発生する子宮頸癌，皮膚癌，肺扁平上皮癌，食道癌，頭頸部癌などで高値になる．ただし，肺炎，肺結核，慢性閉塞性肺疾患，気管支喘息などの呼吸器良性疾患や，乾癬，天疱瘡などでも高値になることがあり，注意する．

⑦CA15-3

　糖鎖抗原 15-3（CA15-3）は乳癌の腫瘍マーカーとして用いられ，基準値は 27 U/mL 未満である．乳癌，乳癌の転移や再発で高値になるが，卵巣癌，子宮癌，膵癌，肺癌，大腸癌，胃癌など乳癌以外の悪性腫瘍でも高値になることがある．

4．治療法

E．救命処置　a 一次救命処置（AED、止血法、気道異物、除去法、搬送法を含む）　b 二次救命処置

一次救命処置

　一次救命処置（basic life support; BLS）は，心肺停止の患者に対して呼吸と循環をサポートする基本的な救命処置で，特殊な器具や薬品を用いずに医師以外の者でも行ってよい．一次救命処置には，胸骨圧迫と人工呼吸による心肺蘇生と自動体外式除細動器（automated external defibrillator; AED）の使用が含まれる（教科書 p154・図 8-1，p155・図 8-2）．大出血している傷病者に対しては止血処置も含まれる．

　救命処置を開始して約 1 分後の効果判定でも呼吸，脈拍がなければ一次救命処置を続ける．呼吸循環の回復がなければ原則として医師に引き継ぐまで継続する．

①AED

　心肺停止の主な原因である心室細動や無脈性心室頻拍に対しては，一刻も早く除細動を実施する必要がある．AED はコンピュータが内蔵された除細動器で，スイッチを on にするかフタを開けると自動的に音声が流れ，音声に従って操作する．操作は簡単で，正確なため，一般人でも実施でき，駅や空港などの公共施設に設置されている．

②止血法

　出血を止める方法で，緊急時に応急的に行う一時的止血法と，外科手術で完全に止血する永久的止血法がある．一時的止血法には圧迫法，緊縛法，駆血法，タンポナーデなどがあり，出血している部位と種類に応じて使い分ける．

③気道異物除去

　気道異物は小児と高齢者に多く，緊急対応が必要になる．高齢者では，パンや餅などの食物が上気道を閉塞することがあり，この場合には鉗子を使って異物を摘出する．

　異物を誤嚥して，咳嗽，喘鳴，呼吸困難などの急性呼吸不全症状を起こす場合は，心肺停止に至る危険性もあり，気道異物を摘出しなければならない．気道異物除去には，軟性気管支鏡や硬性気管支鏡を用いて異物を摘出する．摘出が困難な場合は，開胸手術で異物を除去することもある．

④搬送法

　救命救急処置が必要な患者の搬送は，消防機関の救急自動車で行われる．緊急時に救急処置が即座に行えるよう，医療器材や薬品が収納された救急カートが設置され，静脈点滴セット，気管挿管チューブや喉頭鏡などの気道確保のための器材，昇圧薬，抗不整脈薬，降圧薬などの救急薬品，酸素ボンベ，吸引器，心マッサージ用背板などが収納されている．

二次救命処置

　医師または十分に教育訓練を受けた看護師や救急救命士などが医師の指導下にその一部を行う処置で，救急車内や医療施設などで行われる．気道確保と人工呼吸，人工的循環維持，緊急用体外循環法（体外式心肺補助法），静脈路確保，心電図モニターと心停止の処置，救急薬品の使用，導尿と尿量測定などが行われる（図）．

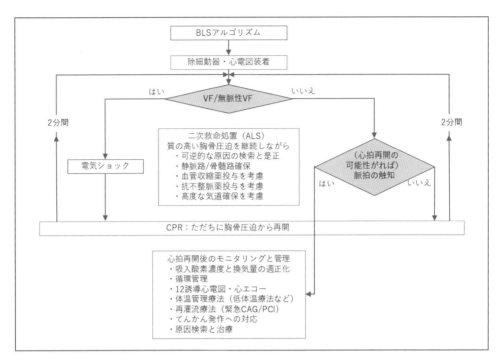

BLS：一次救命装置，VF：心室細動，VT：心室頻拍，CPR：心肺蘇生，CAG：冠動脈造影，
PCI：経皮的冠動脈インターベンション．

（日本蘇生協議会，監修：JRC 蘇生ガイドライン 2015．医学書院，p48，2016 より）

図　心停止アルゴリズム

臨床医学各論

1. 感染症

```
A. 感染と病態　a 感染経路
B. 細菌感染症　c 肺炎球菌感染症　e 緑膿菌感染症　f レジオネラ症
C. ウイルス感染症　f コクサッキーウイルス感染症　g アデノウイルス感染症
　　k ヒト T 細胞白血病ウイルス（HTLV-1）感染症　n ヒトパピローマウイルス感染症
　　o ノロウイルス感染症
D. その他　c マイコプラズマ感染症　d 真菌感染症　①カンジダ症　②ニューモシスチス肺炎
　　e アニサキス症
```

感染経路

　病原体が生体内に侵入して感染症を起こす経路を感染経路という．病原体の種類によって特有の経路をもつ．

①経口感染

　食物や飲み水を介して経口的に感染する経路を経口感染という．赤痢菌，コレラ菌，ヘリコバクター・ピロリなど消化管感染症を起こしたり，肝炎を起こす A 型肝炎ウイルスなどがある．

②接触感染

　患者の皮膚と接触したり，病原体が付着している物体の表面に触れたりして感染症を起こす経路を接触感染という．メチシリン耐性黄色ブドウ球菌（MRSA），疥癬，ロタウイルス，ノロウイルス，アデノウイルスなどが接触感染を起こす．

③血液媒介感染

　患者の血液に触れたり，針刺し事故などによって感染するものを血液媒介感染という．B 型肝炎ウイルス，C 型肝炎ウイルス，成人 T 細胞白血病ウイルス（HTLV-1）などがある．

④性行為感染

　性行為を介して性感染症を起こす経路を性行為感染といい，梅毒トレポネーマ，淋菌，クラミジア・トラコマチス，ヒト免疫不全ウイルス（HIV）などがある．

⑤昆虫媒介感染

　蚊やダニなどの媒介で感染する経路を昆虫媒介感染といい，マラリア原虫ツツガムシ病リケッチア，日本脳炎ウイルス，デングウイルスなどがある．

⑥垂直感染

　病原体をもつ母親から胎盤あるいは産道を通じて，胎児または新生児に伝播する感染様式を垂直感染という．B 型肝炎ウイルス，サイトメガロウイルス，ヘルペスウイルス，風疹ウイルスなどがある．

⑦飛沫感染

　患者が咳やくしゃみをした際に，病原体を含む飛沫（5μm 以上）が放出される．飛沫は空気中に長く留まることはなく，およそ 1m 以内で落下する．飛沫が，鼻腔，口腔粘膜，結膜などに付着して感染する経路を飛沫感染という．飛沫は直接吸い込むだけでなく，落下したり物体に付着した飛沫を手で触れ，汚染された手を介して鼻腔や口腔から感染する場合もある．インフルエンザ，髄膜炎菌，百日咳菌，ムンプスウイルス，ジフテリア菌，マイコプラズマ，風疹ウイルス，新型コロナウイルスなどがある．

⑧空気感染

　患者が咳やくしゃみをして放出する，病原体を含む微細な飛沫核（5μm以下）を吸い込んで感染する経路を空気感染という．飛沫核は長く空気中に浮遊し，感染を拡大させる．結核菌，麻疹ウイルス，水痘ウイルスなどが空気感染を起こす．

　感染症に対しては，病原体の感染経路を熟知し，各病原体の特性に応じて感染拡大を防止する必要があり，これを感染経路別予防策という．たとえば，空気感染する病原体による感染症の場合は，患者を陰圧空調設備の整った個室に隔離し，接触する医療従事者はN95マスクを着用するなどの予防策がとられる．

　ただし，経路が特定されない感染症もあり，医療の現場では「すべての患者の血液および体液には何らかの感染性病原体が含まれている」と想定して，標準予防策を行うべきである．すなわち，手指衛生を徹底し，患者の血液，痰，尿などの体液を扱う場合には，手袋，マスク，ゴーグル，エプロン，ガウンなどの防護具を装着して，患者の体液と直接に接触しないようにする．

肺炎球菌感染症

　肺炎球菌感染症は，肺炎球菌の感染により肺炎や髄膜炎などを起こす．

【疫学】成人の市中肺炎を起こす原因菌の約20％が肺炎球菌とされる．肺炎球菌は乳幼児の鼻咽頭に40～60％ほどに保菌されており，中耳炎や気道感染の原因になったり，高齢者に家庭内感染を起こすことがある．

【成因と病態生理】肺炎球菌感染症には，菌血症を伴う肺炎や髄膜炎などの侵襲性肺炎球菌感染症と，菌血症を伴わない肺炎や中耳炎などの非侵襲性感染症がある．侵襲性肺炎球菌感染症は感染症で5類に指定されている．

【症状】肺炎では，発熱，悪寒，咳や痰などの呼吸器症状が出現する．髄膜炎では，嘔気や頭痛などの髄膜炎症状がみられる．

【診断】臨床所見から肺炎球菌感染症が疑われれば，感染局所から検体を採取し，グラム染色を行って検鏡する．特徴的なグラム陽性球菌が確認されれば，培養検査を行って確定診断する．肺炎球菌の尿中抗原や喀痰中抗原を検査することもある．侵襲性肺炎球菌感染症が疑われる場合は，血液培養検査も行う．

【治療】肺炎球菌に感受性のあるペニシリン系やセフェム系抗菌薬で治療する．髄膜炎には，カルバペネム系かセフェム系抗菌薬とバンコマイシンの併用療法が行われる．

【経過・予後】早期に診断して適切な治療を行えば予後はよいが，小児の髄膜炎や高齢者の肺炎は重症化したり，後遺症を起こすこともある．このため，予防が推奨され，小児ではA類，65歳以上の高齢者にはB類の定期接種の対象になっている．

緑膿菌感染症

　緑膿菌による感染症である．

【疫学】緑膿菌は水回りなど自然環境中に存在し，健常者では腸管内に存在しても症状を起こしにくいが，悪性腫瘍，糖尿病，副腎皮質ステロイド薬や免疫抑制薬などの治療に伴って免疫能が低下している患者では日和見感染を起こしやすい．

【成因と病態生理】抗菌薬を投与されている患者では菌交代症を起こしたり，尿道カテーテルなどの医療処置に伴って感染を起こすことがある．薬剤耐性緑膿菌感染症は5類の感染症に指定されている．

【症状】肺炎，尿路感染症，創部感染を含む皮膚・軟部組織感染症，角膜炎などの症状がある．重症例では敗血症や髄膜炎を発症し，産生される細菌内毒素によってエンドトキシンショックなどを起こすこともある．

【診断】感染の疑われる局所から検体を採取して培養検査を行う．敗血症では血液培養を行って診断する．

【治療】緑膿菌に感受性のあるペニシリン系やセフェム系抗菌薬，カルバペネム系抗菌薬，ニューキノロン系抗菌薬，アミノグリコシド系抗菌薬などで治療する．抗菌薬に耐性を示すこともある．

【経過・予後】耐性菌による感染では敗血症などの難治性で重症の感染症を起こすこともあり，予後が不良になる．

レジオネラ症

好気性グラム陰性桿菌のレジオネラによって孤発性または集団発症する感染症である．

【疫学】976 年に米国のフィラデルフィアで退役軍人（在郷軍人）集会が開催された際に集団肺炎として発見され，在郷軍人病と名付けられた．わが国での報告は，1990 年代以前は年間 50〜100 例前後であったが，2017 年には 1,700 例以上が報告されている．

【成因と病態生理】レジオネラは自然環境中の水や空調の冷却水，土壌，温泉などに棲息する．汚染された水や土壌から発生するエアロゾルの吸引によって経気道感染し，肺炎を発症する．4 類感染症に指定されている．

【症状】2〜10 日間の潜伏期のあと，突然に高熱や呼吸器症状で発症する．他の細菌性肺炎に比べ，消化器症状や中枢神経症状を認めることが多く，傾眠，昏睡，幻覚，四肢振戦などの中枢神経症状や，比較的徐脈，下痢など消化器症状もみられる．

【診断】胸部聴診による副雑音聴取，エックス線検査での大葉性肺炎所見，著明な炎症所見（CRP の上昇），低ナトリウム血症，CK 上昇から疑われる．確定診断は，尿中レジオネラ抗原検出，遺伝子検査による遺伝子検出で行われる．喀痰や気道分泌物のヒメネス染色や蛍光抗体法による鏡検，BCYE 培地を用いた培養検査も行われるが，培養には日数がかかる．

【治療】レジオネラはマクロファージなどの細胞質内で増殖する．このため，ヒト細胞内への移行性がよく，かつ細胞内抗菌活性が高いニューキノロン系抗菌薬やマクロライド系抗菌薬で治療する．

【経過・予後】肺炎は急速に進行して重症化する．治療が遅れると予後は不良である．

コクサッキーウイルス感染症

エンテロウイルスに属する小型 RNA ウイルスであるコクサッキーウイルスによって発症する感染症である．A 群 1〜22, 24 型（23 型はエコー9 型と同一），B 群 1〜6 型がある．

【疫学】他のエンテロウイルスと同じく経口・飛沫感染し，不顕性感染に終わることも多いが，主として小児に多彩な感染症を発症する．

【成因と病態生理】2〜9 日の潜伏期を経て，ウイルスは咽頭粘膜，腸管で増殖する．さらに所属リンパ節で二次増殖してウイルス血症を起こし，中枢神経系，皮膚，筋組織などに感染する．A 群コクサッキーウイルスは夏季熱性疾患，ヘルパンギナ，無菌性髄膜炎の原因となり，B 群コクサッキーウイルスは夏季熱性疾患，無菌性髄膜炎，流行性筋痛症，心筋炎，心膜炎，新生児致死的感染症などの原因になる．近年，

A群コクサッキーウイルスによる手足口病が増加している．

【症状】

①ヘルパンギナは"夏かぜ"の代表的な疾患で，発熱，咽頭痛，嚥下困難などが起こる．

②心筋炎，心外膜炎は，頻脈，心不全症状を起こす．

③流行性筋痛症は，ボルンホルム病ともよばれ，発熱，胸痛，上腹部痛，頻脈を起こす．

④無菌性髄膜炎では，発熱，頭痛，嘔吐がある．

⑤新生児致死的感染症では，新生児期に髄膜脳炎や播種性血管内凝固症（DIC）などを合併する．

【診断】臨床症状と，急性期と回復期のペア血清における抗体価の4倍以上の上昇から診断する．必要に応じて，ウイルス分離やPCR法による核酸の検出が行われる．

【治療】特異的な治療法はなく，対症的に治療する．

【経過・予後】新生児致死的感染症では，予後が不良である．B群による心筋炎は，乳幼児の場合，致命的なこともある．

アデノウイルス感染症

DNAウイルスであるアデノウイルスによって起こる呼吸器，眼，消化管の感染症である．A〜Fの亜群に分けられ，現在54の血清型が報告されている．

【疫学】アデノウイルスは世界に広く蔓延し，ウイルス性呼吸器感染症の約1〜5%，乳幼児急性胃腸炎の約10%が本ウイルスによる．ウイルス性結膜炎は，一部のエンテロウイルスを除き，大部分がアデノウイルスによる．

【成因と病態生理】飛沫，接触，経口摂取によって侵入したウイルスが，5〜7日の潜伏期間を経て，咽頭，結膜，腸管，膀胱などの粘膜で増殖し，増殖部位に特有の症状を起こす．不顕性感染もある．

【症状】

①急性熱性咽頭炎は，高熱，扁桃炎が特徴で，全身倦怠感，頭痛，咽頭痛，筋肉痛など，インフルエンザに似た症状を伴うこともある．

②咽頭結膜熱はプール熱とも呼ばれ，プールを介して伝播する．発熱，咽頭痛，結膜炎(充血)が主な症状である．5類感染症に指定されている．

③流行性角結膜炎は感染力が強く，結膜の充血，眼瞼浮腫，痛みを伴う．

④乳幼児下痢症では，乳幼児の下痢を引き起こす．冬季に多いロタウイルスと異なり，年間を通して発症する．

⑤急性出血性膀胱炎は，小児や移植後患者に発症しやすく，血尿，頻尿がある．

【診断】臨床症状と，急性期と回復期のペア血清における抗体価の4倍以上の上昇から診断する．抗原検出用キットを用いた迅速診断法や，遺伝子検査，ウイルス分離も必要に応じて行われる．

【治療】対症療法が中心になる．予防には，接触感染予防策が重要である．

【経過・予後】一般に予後はよい．

ヒトT細胞白血病ウイルス感染症

ヒトT細胞白血病ウイルス（human T-cell leukemia virus-1; HTLV-1）はレトロウイルスに属するウイルスで，成人T細胞白血病／リンパ腫（ATL），HTLV-1関連脊髄症（HAM）などの原因になる．

【疫学】HTLV-1 の流行地域は，九州，沖縄，カリブ海沿岸，アフリカ，南米などである．わが国には 100〜200 万人の HTLV-1 感染者がいると推定され，年間に感染者 1,000〜2,000 人に 1 人の頻度で ATL が発症する．HAM 患者数はわが国で約 1,400 人で，男女比は約 1：2.5 と女性に多い．

【成因と病態生理】HTLV-1 は母乳，精液，血液を介して伝播する．

【症状】ATL は，全身倦怠感，食欲不振，発熱，リンパ節腫大，皮膚病変などで発症し，白血病，悪性リンパ腫としての病態を示す（教科書 p227〜230 参照）．

　HAM は，下肢のつっぱり感，歩きにくい，排尿困難・頻尿，下肢のしびれ感・痛みなどで発症し，進行すると筋力が低下し，重症例では両下肢の完全麻痺と躯幹の筋力低下のために寝たきりとなることもある．下肢遠位に感覚低下があり，しびれ感や痛みなどの自覚症状も多い．頻尿・排尿困難，便秘などの膀胱直腸障害も伴う．

【診断】ATL では末梢血液，骨髄に典型的な ATL 細胞が認められる．血清中の HTLV-1 抗体を検出する．HAM では髄液中に HTLV-1 抗体を検出する．確定診断には遺伝子検査も行われる．

【治療】ATL では白血病に準じた抗がん薬による化学療法，造血幹細胞移植などが行われる．HAM には，抗痙縮薬などによる対症療法が主になるが，副腎皮質ホルモン薬やインターフェロンが用いられることもある．母乳を介した母子感染（4〜5 人に 1 人の感染頻度）を予防するために，授乳方法や授乳期間が検討されている．

【経過・予後】発症すると ATL の予後はきわめて不良である．免疫不全状態から種々の感染症を起こし，致命的になることが多い．HAM は緩徐に進行するが，転倒による骨折，尿路感染症，呼吸器感染症，褥瘡の悪化などによって増悪する．

ヒトパピローマウイルス感染症

　小型 DNA ウイルスのヒトパピローマウイルス（HPV）による感染症である．

【疫学】欧米では，全人口の約 7〜10％が疣贅に罹患し，うち約 30％が 10〜14 歳に発症するとの報告がある．

【成因と病態生理】微小外傷を通して皮膚・粘膜上皮幹細胞に感染し，腫瘍性に増殖して皮膚や粘膜の扁平上皮に種々の腫瘍が形成する．また HPV は腫瘍ウイルスの一種で，子宮頸癌の約 90％で検出され，子宮頸癌，外陰癌，陰茎癌，皮膚癌などの原因ウイルスと考えられている．

【症状】尋常性疣贅がもっとも多く，ミルメシア（主に小児の手掌や足底に生じる中心が噴火口状に陥凹するドーム状丘疹），扁平疣贅，尖圭コンジローマ，Bowen 様丘疹症などがみられる．

【診断】臨床所見，病理組織検査に加え，組織や患部ぬぐい液を使った遺伝子検査も必要に応じて行われる．

【治療】皮膚病変には，液体窒素凍結療法，電気メス・炭酸ガスレーザーによる焼灼，ブレオマイシン局注，局所免疫療法などが行われる．

【経過・予後】ほとんどの HPV 感染は一過性で，免疫能によって自然消失する．子宮癌に対しては手術療法などが行われる．また，予防のためワクチン接種もある．

ノロウイルス感染症

　小型球形 RNA ウイルスのノロウイルスによって起こる感染症である．

【疫学】ノロウイルス胃腸炎は冬季に流行し，集団食中毒として世界的な流行を繰り返している．11月〜翌年1月がピークである．

【成因と病態生理】海水中で貝類にノロウイルスが取り込まれ，冬季にカキなどを生食することでノロウイルスによる食中毒を起こす．感染者の便や嘔吐物にウイルスが存在し，経口感染する．感染力が強く，感染症法で5類感染症に指定されている．

【症状】潜伏期間は半日〜2日ぐらいで，腹痛，下痢，嘔吐を起こす．

【診断】臨床症状から胃腸炎と診断し，便中のノロウイルス抗原を迅速診断キットで検出する．食材の検査には遺伝子検査が必要になる．

【治療】糖分，ナトリウム，カリウムなどの電解質を含んだ水分の摂取を促し，必要に応じて輸液を行って脱水症を防ぐ．予防には食品を十分に加熱し，感染者の手洗いをしっかり行う．汚染部位の清拭には，アルコールでなく，次亜塩素酸ナトリウムを使用する．

【経過・予後】適切な治療を行えば予後はよい．

マイコプラズマ感染症

　人工培地で発育できる最小の微生物であるマイコプラズマによる感染症で，肺炎マイコプラズマが肺炎を起こす．

【疫学】飛沫感染し，家庭や学校内での伝搬が多い．5類感染症に指定されている．

【成因と病態生理】通常2〜3週間の潜伏期間で，小児から比較的若年成人に呼吸器感染症（上気道炎，気管支炎，肺炎）を起こす．

【症状】発熱と，頑固な咳が特徴である．痰は少ない．

【診断】発熱，咳などの臨床症状，胸部エックス線検査で疑われ，咽頭ぬぐい液を用いた抗原検査や遺伝子検査で確定する．

【治療】マクロライド系抗菌薬などの抗菌薬で治療する．家庭内や学校，職場での飛沫感染対策（マスク，手洗い，うがい）が重要である．

【経過・予後】軽症のことが多く，抗菌薬で治癒するが，まれに呼吸不全や多臓器不全をきたす重症例もある．

真菌感染症

（1）カンジダ症

　酵母状真菌であるカンジダによる内因性真菌症で，皮膚や粘膜に発症する表在型と，内臓に発症する深在型がある．

【疫学】糖尿病，後天性免疫不全症候群（AIDS），副腎皮質ステロイド薬を使用している膠原病患者，抗癌薬治療を受けている悪性腫瘍患者などに発病しやすい．

【成因と病態生理】カンジダは正常な人の皮膚や消化管にも分布して本来は無害であるが，宿主の感染防御能が低下すると日和見感染を起こす．

【症状】湿潤しやすい間擦部に境界明瞭な紅斑が生じ，膜様の鱗屑を伴う．痒み，灼熱感がある．紅斑内にしばしば膿疱が混在する．

①表在型（皮膚・粘膜カンジダ症）

　ⓐ口腔カンジダ症では，口内痛，味覚障害，舌・口腔粘膜に白苔がみられる．

　ⓑ食道カンジダ症では，嚥下痛や嚥下困難がある．

②深在型（内臓カンジダ症）

　ⓐ血中にカンジダが存在するカンジダ血症では，抗菌薬の効果がない発熱が続く．中心静脈カテーテルを挿入している患者に多くみられる．

　ⓑ肺カンジダ症では，発熱，せき，喀痰，血痰，呼吸困難など肺炎症状がある．

　ⓒ急性播種性カンジダ症は諸臓器にカンジダが感染した状態で，種々の臓器症状があって重症である．

　ⓓそのほか，カンジダ眼内炎，肝脾カンジダ症，中枢神経カンジダ症などが起こることもある．

【診断】臨床症状でカンジダ症を疑い，膿瘍など検体の鏡検や培養検査でカンジダを検出したり，病理組織検査でカンジダの組織内侵入を観察して確定診断する．

【治療】病型や重症度に応じて，抗真菌薬を外用，内服，静脈注射する．

【経過・予後】皮膚・粘膜カンジダ症は比較的予後が良好であるが，内臓カンジダ症は宿主の免疫能が回復しないかぎり予後が不良である．

（2）ニューモシスチス感染症

　真菌のニューモシスチス・イロベチイによる感染症で，ニューモシスチス肺炎（以前はカリニ肺炎とよばれた）を起こす．

【疫学】後天性免疫不全症候群（AIDS）に合併する代表的日和見感染症である．そのほか，抗癌薬や免疫抑制薬，生物学的製剤などを使用して細胞性免疫不全のある患者にも発症のリスクがある．

【成因と病態生理】飛沫感染で感染する．AIDSなどの免疫不全状態では，肺胞マクロファージの機能が低下するために肺胞腔内でニューモシスチスが増殖し，致死的な肺炎を発症させる．

【症状】発熱，痰を伴わない乾性咳嗽，呼吸困難が主な症状である．胸部エックス線検査で両側性にびまん性すりガラス様陰影があり，動脈血酸素分圧が低下する．血中β-Dグルカン値が上昇する．

【診断】免疫不全患者で乾性咳嗽や呼吸困難をみた場合に本症が疑われ，喀痰や気管支肺胞洗浄液などを用いて，特殊な染色で鏡検し，特有な嚢子を観察して確定診断する．PCR法による遺伝子検査も有用である．

【治療】ST合剤などで治療する．

【経過・予後】AIDS患者では経過が比較的緩徐とされるが，AIDS以外の患者では急速に重症化しやすい．

アニサキス症

　線虫の一種のアニサキスが胃壁や腸壁に入り込んで激しい腹痛を起こす病態である．

【疫学】わが国では年間に約7,000件程度の発生があると推定される．

【成因と病態生理】アニサキスは，イルカやクジラなどの海棲哺乳類に寄生するが，中間宿主であるオキアミ類を介して，サバ，アジ，サケ，イカなどの魚介類に摂取される．アニサキスの幼虫が寄生した魚介類を生食すると，ヒトの胃壁や腸壁に刺入し，激しい腹痛を起こす．また，アレルギーを起こす場合もある．

【症状】アニサキスにアレルギーのある人では，魚介の生食後に全身瘙痒感が出る．胃アニサキス症で

は，上腹部の激痛や，吐き気がある．腸アニサキス症では，下腹部の激痛，小腸閉塞，下痢を起こす．

【診断】胃アニサキス症は，生の魚介を食べた後に腹痛発作があり，内視鏡検査で虫体を確認する．腸アニサキス症は，腹部エックス線検査，超音波検査で診断する．

【治療】胃壁にアニサキスが刺入している場合は，内視鏡で摘除する．腸で腸閉塞や穿孔を起こした場合は外科手術が必要になる．

【経過・予後】摘出すれば問題ない．放置しても1週間程度で自覚症状は消失する．予防には，魚介の生食を避け，魚介を熱処理したり，冷凍する．

2. 神経・筋疾患

```
A. 脳血管疾患と頭部外傷　d 頭部外傷　①慢性硬膜下血腫
B. 感染性疾患　c プリオン病
D. 変性疾患　d 多系統萎縮症
E. 認知症　d 前頭側頭型認知症　e 軽度認知障害（MCI）
I. 末梢神経疾患　a 多発ニューロパチー（ギラン・バレー症候群を含む）
　 c 眼瞼けいれん，片側顔面けいれん　d 絞扼性神経障害
L. てんかん
```

慢性硬膜下血腫

　比較的軽微な頭部外傷の後，1〜2 か月経ってから，頭痛，軽度の片麻痺や認知症の症状を呈することがある．外傷も本人の記憶にないことがある．

【疫学】年間の発生頻度は人口 10 万人に対して 1〜2 人．

【成因と病態生理】頭部外傷により脳と硬膜の間の橋静脈が破綻し，硬膜と脳の間に髄液などが混ざった血清貯留液が徐々に被膜を形成し，血腫として増大する．好発部位は前頭・側頭・頭頂部に多く，約 10％に両側性を認める．

【症状】高齢者の男性に多く，頭痛，軽度の片麻痺（箸や茶碗を落としやすくなる，転びやすくなる）や記銘力低下，見当識障害などの認知症の症状を認める．これらの症状は比較的速やかかつ進行性である．

【診断】CT または MRI 検査が必須かつ有効である．

【治療】軽症の場合は保存的に治療することもあるが，減圧を目的として，穿頭血腫除去を行う．時に難治性で再発を繰り返すこともまれにある．

【経過・予後】手術により，症状の回復は顕著である．認知症あるいは脳梗塞などと誤った診断により手術が遅れると，脳ヘルニアを起こし，死に至ることもある．

プリオン病

　異常プリオン蛋白によるヒト獣共通の感染性であり，進行性で致死的な神経変性疾患の一群である．異常プリオンは蛋白質からなる感染性因子である．DNA や RNA という核酸は含まない．孤発性・家族性・獲得性に分類されるが，孤発性が多数を占め，家族性は常染色体優性遺伝疾患である．獲得性は異常プリオンに汚染された組織を移植された時や，汚染された器具で脳を手術された時に起こる．人脳を食する儀式のあったパプアニューギニア原住民に発生したクールー病もこのひとつである．

【疫学】発症率は人口 100 万人あたり年間ほぼ 1 人．男性より女性にやや多く，平均発症年齢は 68 歳である．日本のサーベイランスにおける病型頻度は孤発性クロイツフェルト・ヤコブ病 76.8％，遺伝性プリオン病 19.9％，獲得性プリオン病 2.8％だった．

【成因と病態生理】正常プリオン蛋白が何らかの理由で感染性を有する異常プリオン蛋白に変化し，主として中枢神経内に蓄積することにより急速に神経細胞変性を起こす．

【症状】行動異常，性格変化や認知症，視覚異常，歩行障害などで発症する．数か月以内に急速に認知症が進行し，しばしばミオクローヌスが出現する．

【診断】進行性認知症を示し，脳波上で周期性同期性放電を認める．MRI の拡張強調画像で尾状核・被殻の高信号を示す．髄液で 14-3-3 蛋白・タウ蛋白高値を示す．

【治療】治療法はない．運動症状に対しリハビリテーションを行い，経口摂取が困難となれば，経管栄養を行う．

【経過・予後】進行は早く，発病から半年以内に寝たきりになる．無動性無言から除皮質硬直を起こし，その後全身衰弱，呼吸麻痺，肺炎などで死亡する．

多系統萎縮症

　錐体路，小脳，自律神経の障害を起こし，常に進行する神経変性疾患である．この疾患概念にはかつては異なるとされた 3 つの疾患，オリーブ橋小脳萎縮症，線条体黒質変性症およびシャイ-ドレーガー症候群が含まれる．現在はオリーブ橋小脳萎縮症に相当する多系統委縮症（MSA）を MSA-C，線条体黒質変性症の相当する MSA を MSA-P とする．シャイ-ドレーガー症候群は独立した疾患とすることは難しいとされる．

【疫学】年間発症率は 10 万人あたり約 3 人である．男性が女性の 2 倍発症し，平均発症年齢は 53 歳であり，症状出現からの生存期間は 9〜10 年である．

【成因と病態生理】病因は不明だが，神経細胞変性が脳の複数の領域で発生し，その領域と障害の程度によって初発症状が異なる．病理学的な特徴は乏突起膠細胞内に α-シヌクレインを含有する細胞質封入体を認める．

【症状】初期症状は多様だが，レボドーパに反応しないパーキンソン症状，小脳症状，自律神経機能不全の症状の組み合わせがみられる．MSA-C では，小脳症状が優勢となる．運動失調，ジスメトリー，協調運動障害，眼球運動異常などがみられる．MSA-P では，パーキンソン症状が優位である．筋強剛，動作緩慢，姿勢不安定，振戦がみられるが，安静時振戦やジスキネジアはみられず，レボドーパに反応しない．共通する自律神経機能不全の症状として，起立性低血圧，尿閉または尿失禁，便秘，勃起障害が起こる．睡眠時の異常としてレム睡眠行動障害や吸気性喘鳴が起こる．

【診断】症状から本疾患を疑う．MRI では，MSA-C で小脳・脳幹の萎縮がみられ，脳幹に十字模様がみられる．MSA-P では T2 で被殻にスリット状の低強度が出現し，パーキンソン病では心臓の交感神経機能が低下して異常がみられる MIBG 心筋シンチで，多系統萎縮症では正常である．

【治療】治療法はなく，リハビリテーションを継続し，症状の悪化を遅らせる．

【経過・予後】平均の罹病期間は 5〜9 年とされるが，個人差が大きい．進行すると睡眠時無呼吸や吸気性喘鳴をきたし，突然死をもたらす．

前頭側頭型認知症

　前頭葉および側頭葉を侵す孤発性または遺伝性の疾患であり，ピック病も含まれる．

【疫学】認知症の 10% を占める．発症年齢はアルツハイマー病より若く 55〜65 歳で，男女比はほぼ同じである．

【成因と病態生理】約半数は遺伝するとされている．染色体 17q21-22 が関与し，タウ蛋白の異常が起こる．ピック病では前頭葉・側頭葉の重度の萎縮，神経細胞の消失，ピック体を含む神経細胞（ピック体）の存在を認める．

【症状】社会行動やパーソナリティの障害が起こり，衝動的となり，社会的な抑制が取れ，万引きをしたりする．身の回りの衛生状態に無頓着となる．行動は反復的・常同的となる．記憶は保たれるが，喚語が困難となる．反響言語，保続がみられる．

【診断】典型的な症状として社会的脱抑制と言語の障害があるが，記憶は比較的保たれる．CT および MRI で側頭葉・前頭葉の重度の萎縮を示す．フルオロデオキシグルコース PET では前頭葉，側頭葉前部皮質および前部帯状皮質に機能低下を認める．

【治療】治療法はない．患者の安全を確保する対策が必要である．

【経過・予後】徐々に進行するが進行の速さにはばらつきがある．一部の患者で，運動ニューロン疾患を起こし，嚥下困難をきたして，誤嚥性肺炎などのリスクを伴う．

軽度認知障害（MCI）

軽度認知障害は正常な認知と認知症の中間的な状態であり，日常生活の活動が比較的維持され，認知症がない状態で，記憶に障害ある状態を指す．

【疫学】米国神経学会による年齢別の推定有病率は 70〜74 歳で 10.1%，75〜79 歳で 14.8%，80〜84 歳で 25.2%とされる．

【成因と病態生理】有病率の増加に関連する要因として，低学歴，高血圧，糖尿病，肥満，脳卒中または心臓病の病歴があげられる．病理学的に側頭葉内側部にタウ蛋白質の沈着を認め，中等度のアルツハイマー病の病状と同等である．

【症状】ものを思い出すのに時間を要するという程度ではなく，短期記憶が侵され，最近の出来事をなかなか思い出せない．本人も自覚している．昔の記憶は保たれ，注意力は保たれているので，物の名前のリストの復唱は可能であり，簡単な計算はできる．

【診断】臨床面接で評価する．客観的な検査としては簡易な認知検査である HDS-R や MMSE を用いて評価する．HDS-R では 30 点満点で 20 点以下は認知症とされるが，21〜28 点は軽度認知障害の疑いがある．MMSE では 30 点満点で 23 点以下は認知症とされるが，24〜27 点は軽度認知障害の疑いがある．

【治療】認知症は予防法や根本的な治療法は見つかっていない．アセチルコリンエステラーゼ阻害薬，NMDA 受容体拮抗剤といった抗認知症薬の服用だけではなく，高血圧や糖尿病などの治療や生活習慣の改善や適度な運動習慣が必要である．また，脳を刺激するため，音楽や手作業，パズルなどに親しんだり，人とのコミュニケーションを活発にすることも勧められる．

【経過・予後】約半分の患者が 3 年以内に認知症を発症する．すべての患者がアルツハイマー病に移行するわけではないが，そうでない人に比べ，移行する率は高い．そのために，生活習慣の改善や運動習慣の定着，人との付き合いなどにより少しでも発症を遅らせる努力が必要である．

多発ニューロパチー

感染症，毒物，薬剤，がん，栄養不良，自己免疫などの原因によって，単一の神経の支配域にとどまらない，びまん性の末梢性神経障害であり，両側性対称性である．主に運動神経線維を侵す場合も感覚神経線維を侵す場合も両方を傷害する場合もある．後天性のこともあれば，遺伝性もある．急性でも慢性でも起こる．

【疫学】糖尿病性神経障害の発生率は 12%といわれる．ギラン・バレー症候群は毎年 10 万人に 1〜2 例

発生する.

【成因と病態生理】ジフテリアなどの細菌生成の毒素によるもの，ギラン・バレー症候群のように自己免疫反応によるもの，有機リン系殺虫剤などの毒物によるものは急性で発症する．糖尿病，ビタミン B_{12} 欠乏症，甲状腺機能低下症，鉛などの重金属，腎不全，フェニトインなどの薬剤などで慢性に発症する.

　末梢神経は神経そのものの軸索とそれを庇護する髄鞘（ミエリン）とからなる．対称性の軸索障害は，糖尿病，慢性腎不全，抗がん剤の副作用など中毒・代謝性疾患に起因することが多い．ミエリン機能障害は，急性のギラン・バレー症候群などで筋力低下，腱反射の著明な減弱をもたらす.

【症状】ギラン・バレー症候群などの急性多発ニューロパチーでは，両下肢に突然筋力低下，チクチクする感覚，感覚消失が現れ，急速に上方に広がり，上肢に達する．慢性多発ニューロパチーでは感覚だけが侵され，チクチク感，しびれ，灼熱感，振動覚・位置覚の消失が下肢に多く出現する．歩行が不安定となる．糖尿病性では温痛覚が失われることが多く，熱傷を負うことがある.

【診断】症状と経過，既往歴から診断できるが，神経伝導検査でミエリン病変では伝導遅延，伝導ブロック，終末潜時の遅延がみられ，軸索病変では伝導遅延はなく，活動電位の低下がみられる．また筋電図で軸索障害では線維性攣縮がみられ，残った軸索が分岐して近隣の筋繊維を支配し，運動単位が増幅して巨大活動電位を生ずる．髄液検査ではギラン・バレー症候群で細胞数の増加を伴わない蛋白の増加（蛋白細胞解離）がみられる.

【治療】原因となる毒物・薬剤を排除するか，栄養を補正する．身体障害，疼痛を最小限にするため，リハビリテーションを行い，抗うつ剤，抗てんかん薬による疼痛の緩和を図る．急性期のミエリン機能障害には血漿交換，免疫グロブリン静注を行う.

【経過・予後】ミエリン病変のギラン・バレー症候群では 2〜6 週間の急性期が過ぎれば数か月安定し回復に向かう．軸索病変の糖尿病性では数年にわたってゆっくり進行する.

眼瞼けいれん

　眼瞼けいれんは眼輪筋が不随意に持続的に収縮し，瞬目や閉眼を起こし，重症ではほとんど開眼できなくなる．日常生活に支障を生ずる.

【疫学】40〜70 歳代の中高年者にみられ，男女比では 1：2〜3 と女性に多い.

【成因と病態生理】原因は不明であるが，大脳基底核にある運動抑制システムの障害とされる.

【症状】不随意に閉眼・瞬目する．通常両眼に起こり，緊張により悪化することがある.

【診断】自覚症状と瞬目テストによる．MRI では異常は認めない.

【治療】眼瞼皮下に 5〜6 か所 A 型ボツリヌス毒素を皮下注射する.

【経過・予後】3 か月ほどで効果が消えるため，繰り返す必要がある.

片側顔面けいれん

　片側顔面けいれんは一側性の顔面筋の不随意で起きる無痛性，同期性収縮である.

【疫学】人口 10 万人あたり 20 人とされる.

【成因と病態生理】同側の拍動性血管による顔面神経圧迫による．まれに脳動脈瘤や脳腫瘍により引き起こされることがある.

【症状】初期では眼輪筋に限定しているが口輪筋など顔面筋全体に収縮が広がる.

【診断】顔面けいれんが一側に起きていれば診断は容易である．MRIにより血管による神経の圧迫が90%で証明される．脳動脈瘤や脳腫瘍の除外診断にも必要である．

【治療】神経への血管の圧迫を除去する微小血管減圧術という手術による治療と，A型ボツリヌス毒素の顔面筋への注入がある．

【経過・予後】微小血管減圧術による症状の消失・改善は90%でみられる．顔面神経麻痺，聴神経障害による聴力障害，髄液漏などの合併症が起こりうる．ボツリヌス毒素の注入は3か月ほどで消失するため，繰り返し行う必要があるが，外来で可能である．

絞扼性神経障害

末梢神経が生理的狭窄部位で絞扼されることによって起こる神経障害の総称である．

（1）手根管症候群

【疫学】男女比は1：2で，妊娠出産期と中年女性の利き手に多い．

【成因と病態生理】手首にある手根骨と横手根靭帯で囲まれた手根管内を正中神経と指を動かす複数の腱が走行する．妊娠・閉経による女性ホルモン異常，手関節の使いすぎや外傷などにより手根管内で腱鞘の腫張をきたし，正中神経を圧迫して症状を発現する．

【症状】正中神経の支配域である第1指内側から，第4指母指側の手掌面にしびれ，灼熱痛を特に夜間に感ずる．手を振り動かすと改善する．進行すると母指球の萎縮をきたす（猿手）．

【診断】手関節を打鍵器で叩くとしびれ，痛みが再現する（ティネル徴候）．

【治療】中立位でのシーネ固定や腱鞘炎を抑えるための手根管内腱膜注射などの保存的治療がある．重症な場合は手根管解放術が行われる．

（2）肩甲上神経絞扼障害

【成因と病態生理】肩甲切痕部あるいは肩甲棘基部での肩甲上神経の圧迫による．ガングリオンによるものもある．バレーボール，野球などスポーツに起因することが多く，利き腕に多い．

【症状】罹患側の肩の痛みや肩の外旋筋力低下を呈する．同側の肩甲部の筋萎縮を呈することがある．

【診断】筋電図で棘下筋に神経原性の波形，伝導速度の遅延を認める．ガングリオンに対しては超音波画像診断が有効である．

【治療】保存的には絞扼部へのステロイド局注があるが，筋萎縮のある例では観血的手術が有用である．

【経過・予後】筋萎縮のある例では回復に時間がかかる．

（3）橈骨神経絞扼障害

【成因と病態生理】橈骨神経は肘付近で感覚神経と運動神経（後骨間神経）に分岐する．前腕回内回外運動によりフロセのアーケードという回外筋入口部で後骨間神経が圧迫されて起こる．

【症状】前腕背側および肘関節外側の電撃痛が手関節の伸展，前腕の回外によって誘発される．その後に手首の背屈はできるが，全部の指を伸展できず，下垂手となる．感覚は障害されない．

【診断】下垂手を呈し，感覚障害がない．

【治療】局所の安静などの保存的治療が有効でない場合は，神経剥離術や神経移植が行われる．

（4）肘部管症候群

【成因と病態生理】スポーツや仕事による肘の使いすぎによって起こる．肘の内側に靭帯と骨に囲まれた肘部管というトンネルがあり，尺骨神経が慢性的に圧迫されて起こる．

【症状】第4指, 第5指にしびれを感じ, 肘を曲げていると増悪する. 症状が進むと指先の細かい動作ができなくなり, 鷲手を呈する.

【診断】肘の内側を叩くと第4指, 第5指にしびれが生ずる.

【治療】しびれや痛みが軽い場合は肘を固定し安静にする. 症状が進行している場合は手術によって尺骨神経の圧迫を解除する.

(5) 尺骨神経絞扼障害（ギオン管症候群）

【成因と病態生理】ガングリオンや外傷, スポーツによる反復ストレスによる. 尺骨神経が手関節部の豆状骨と有鉤骨鉤の間にある骨繊維性トンネル（ギオン管）で圧迫される.

【症状】第4指, 第5指のしびれや母指内転筋, 小指外転筋の萎縮, 鷲手がみられる.

【診断】上記の症状とフローマン徴候（母指と小指で紙を挟み, 引っ張った時に母指の第1関節が曲がる）陽性となる.

【治療】保存的治療が有効でなければ, ギオン管開放術を行う.

(6) 外側大腿皮神経絞扼障害

【成因と病態生理】縫工筋と鼠蹊靭帯の間で外側大腿皮神経が圧迫される.

【症状】大腿外側から前面のしびれおよび放散痛が認められる. 歩行, 立位で増悪する. 運動障害はない.

【診断】鼠径部を圧迫すると症状が再現される.

【治療】保存的に治療するが, 長引く場合は手術によって圧迫を解放する.

(7) 坐骨神経絞扼障害（梨状筋症候群）

【成因と病態生理】坐骨神経が骨盤から殿部に出るところで股関節を支える梨状筋の圧迫を受け疼痛が起きる.

【症状】慢性的な持続性の疼痛やしびれが殿部に生じ, その後坐骨神経の走行に沿って, 大腿部・腓腹部後面全体に広がる. 痛や梨状筋部に痛みや圧痛がある. 車の座席, 便座などで梨状筋が坐骨神経に向かって押されるときに増悪する.

【診断】股関節を強引に内転させた時（フライベルグ操作）, 座位で患側の下肢を外転させた時（ペイス操作）, 健側の下肢を下にして台に横になり患側の膝を台から数cm上げた時（ビーティ操作）, 前屈時に殿部に圧迫を加えた時（マーキン試験）で疼痛が生じること（陽性）で診断できる. CT や MRI での診断は有用でないが, 腰椎椎間板ヘルニアや腰部脊柱管狭窄症との鑑別に必要となる.

【治療】痛みを誘発する活動を避ける. 鎮痛剤や神経ブロックを行う. 梨状筋が坐骨神経と交差する部位に鎮痛剤・ステロイドの注入を行う. 梨状筋の切離術を行うこともある.

(8) 総腓骨神経絞扼障害

【成因と病態生理】坐骨神経が膝窩で脛骨神経と総腓骨神経に分岐した後, 総腓骨神経が腓骨頭の外側を回る部分でガングリオンなどに圧迫されることにより生じる.

【症状】下腿外側から足背のしびれ, 痛みを訴える. 足首の背反と外反が不可. 反射は保たれる.

【診断】腓骨頭での圧迫により放散する痛みがあれば（ティネル徴候）, 診断に有用である. 腰部脊椎管狭窄症との鑑別は難しい.

【治療】鎮痛剤やブロックを行う. 必要であれば, 外科的に圧迫の解除を行う.

てんかん

　てんかんは，てんかん発作を反復して生じる慢性の神経疾患である．発作ではけいれんや意識の変容，異常感覚，局所的な不随意運動が起きる．てんかんは大脳神経細胞の過剰な電気的興奮によって起こる反復性の発作であるが，この電気的興奮には細胞膜に発現するイオンチャネルや受容体が関与する．分子レベルでのイオンチャネルの機能異常が明らかとなってきた．小児から高齢者まですべての年代で起きるが，小児期と 65 歳以上の高齢者で多い．日本の有病率は 0.6〜1%である．病因として特発性と症候性に分類され，発作型により焦点発作と全般発作に分類される．発生頻度は，症候性焦点発作は 49.5%，特発性全般発作は 25.2%，症候性全般発作は 16.5%，特発性焦点発作は 0.4%となる．

（1）原因による分類

①症候性てんかん

【疫学】単純ヘルペス脳炎では 25%，HIV によるトキソプラズマ症で 25%，細菌性髄膜炎で 10%の頻度で起きる．脳腫瘍では乏突起神経膠腫で 90%，髄膜腫と神経膠腫で 70%，転移性悪性腫瘍で 35%に起きる．

【成因と病態生理】病因が特定できるてんかんであり，脳腫瘍，脳卒中，脳動静脈奇形，皮質形成異常などにより生じる．頭部外傷後，脳神経外科手術後にも生じる．皮質形成異常は胎生期に生じる脳の異常である．内側側頭葉の海馬硬化症は海馬ニューロンの脱落とグリオーシスを特徴とし，複雑部分発作を起こす．感染症後もてんかんを起こしやすい．

【症状】脳腫瘍，脳動静脈奇形，皮質形成異常，頭部外傷後，脳神経外科手術後では，それぞれその局所に応じた焦点発作と，それに続く二次性全般発作を生じることが多い．

【診断】診断には脳波検査が必須である．特徴的な所見を有することがある．欠神発作では全般性 3Hz 棘徐波複合，ウェスト症候群ではヒプサリズミア，レノックス−ガストー症候群では全般性遅棘徐波複合，睡眠時に 10〜12Hz 全般性律動波を示す．てんかん患者の 50%は正常脳波を示すので，発作時の脳波を取るため，長時間持続ビデオ脳波同時記録検査やてんかん外科の術前評価として頭蓋内脳波検査が有用である．画像検査も有用で特に症候性てんかんで器質性脳病変の検索に重要である．

【治療】発作の再現率が高い場合は，抗てんかん薬によりけいれんをコントロールする．焦点発作では，カルバマゼピン，ラモトリギン，レベチラセタム，全般発作ではバルプロ酸が第一選択とされている．できるだけ単剤が望ましいが，コントロールのため複数剤を使用することもある．難治性の場合，外科手術が考慮される．側頭葉てんかんに対し，海馬を含む側頭葉切除術，レノックス−ガストー症候群に対し，脳梁離断術が有効である．

②特発性てんかん

　てんかん発作以外には明らかな臨床症状がなく，器質性病変や神経学的な異常もない，病因が特定できないてんかんである．しかし，分子生物学の進歩により，特発性とされるてんかんで多くの遺伝子異常が判明している．焦点発作も全般発作も起こる．

【症状】①中心・側頭部棘波良性小児てんかんは男児に多く，5〜10 歳頃発症し，15 歳までには寛解する．単純部分発作として，舌，口唇，顔面の片側にミオクロニー発作が生じ，ついで上肢から下肢へ進展し，片側けいれんを起こす．二次性全般発作を起こすこともある．熱性けいれんの既往がることが多い．

②全般発作の例として，小児欠神発作がある．4〜12 歳に発症し，成人までに寛解する．突然動作を停止

してボーっとする発作を繰り返す．この間の記憶がない．脳波は全般性3Hz棘徐波複合が特徴的である．
（2）発作型による分類
①焦点発作（単純部分発作，複雑部分発作を含む）
　部分発作といわれてきたが，焦点発作に統一されている．焦点発作から全般けいれん発作に移行する者を二次性全般発作と呼ぶ．
【症状】
　①単純部分発作：大脳皮質にてんかん焦点があり，発作中の意識は保たれる．焦点部位の大脳機能に応じた臨床症状を呈する．
　　ⓐ運動発作：前中心回の運動野に焦点があり身体の一部に10数秒間のけいれん発作が生じる．てんかん性放電が近接する運動野に伝播することで，痙攣が手，腕，肩と広がる発作をジャクソンマーチという．発作後運動野の焦点部位に相当する身体部位に麻痺をきたすことがある（トッド麻痺）．
　　ⓑ体性感覚発作：後中心回の感覚野に焦点があり，身体の一部にうずき，しびれ感，熱感，冷感などの異常感覚を自覚する．
　②複雑部分発作：発作の始まり，あるいは途中から意識減損がみられる．側頭葉てんかんの症状は口をもぐもぐ動かし，物を噛んだり，手をもじもじしたり，衣服をまさぐるなどの自動症を呈し，発作中に話しかけても反応はなく，後で覚えていない．3～5分以内で終わるが，発作後もうろう状態が数分から数10分続くことがある．複雑部分発作の70%は側頭葉てんかんである．
②全般発作
　発作開始時から意識は失われ，けいれんなどの症状は両側性である．てんかん発作の大部分は短時間で終息するが，2回以上の発作が意識の回復のないまま反復して起こり，30分以上持続する状態をてんかん重積状態という．強直間代発作では呼吸ができない状態が続くこともあり，生命に危険が及ぶ．
【症状】
　①欠神発作：それまでの動作が急に止まり，ボーっとして凝視し，意識や反応がなくなる．数秒から数10秒で速やかに収まる．すぐに元の状態に戻り，前の動作を続けるが，発作中のことは記憶していない．4～14歳で発症し，20歳までに75%の症例で発作は消失する．
　②強直間代発作：大発作と呼ばれていた．前兆なしに，意識消失とともに全身けいれん発作を起こす．全身の強直発作から始まり，うめき声や叫び声をあげたり，転倒し，舌咬傷，尿失禁がみられる．けいれんは強直相から筋緊張と弛緩を繰り返す間代相に移行する．5分以内で終わるが，発作後は弛緩し，睡眠またはもうろう状態となる．全経過は30分以内であるが，発作中に呼吸が止まり，チアノーゼをきたす．
　③ミオクロニー発作：顔面，四肢，躯幹筋の急激で瞬間的なピクッとした筋収縮である．思春期～青年期に多い．
　④脱力発作：筋緊張が一瞬失われ，頸部筋の脱力のため頭部ががくんと垂れ，四肢筋群脱力のため立位・座位から転倒する（失立発作）．
　⑤ウェスト症候群：ウェスト症候群は出生数1,000人に対し0.16～0.42人とされ，男児がやや多い．乳幼児にのみ発症する．体幹・四肢の強直性収縮で突然ビクッと震え，頭部がうなずくように小さく動く（点頭てんかん）．数秒間で収まるが連続的に発生する．精神発達遅滞を伴い，ヒプスアリスミアという特徴的な脳波所見を有する．治療として副腎皮質刺激ホルモンが有効．予後は不良で，発作

消失は 30〜60％とされる.

⑥レノックス・ガストー症候群：日本で 1,000 人程度.ウェスト症候群から移行することがある.1〜8 歳で発症し強直発作,脱力発作及び欠神発作が生じる.精神運動遅滞を伴い,脳波で 2.5Hz 以下の全般性遅棘徐波複合が特徴である.薬物で発作がコントロールできないときは脳梁離断術が行われることがある.

3. 呼吸器・胸壁疾患

A. 感染性肺疾患　e 肺非結核性抗酸菌症

E. 間質性肺疾患　b 薬剤性肺傷害　c 珪肺，アスベスト肺

F. 腫瘍性疾患　b 胸膜中皮腫

G. その他　b 肺塞栓症　c 肺水腫　e 過換気症候群　f 睡眠時無呼吸症候群

肺非結核性抗酸菌症

　結核に類似した抗酸菌（酸に抵抗性の菌）であることから非結核性抗酸菌と呼ばれる．ヒト型結核菌，ウシ型結核菌，らい菌以外の抗酸菌種による感染症の総称であり，多数の種類が存在するが，発病の9割を占めるのは *Mycobacterium avium complex*（MAC）と呼ばれる菌（*M. avium* と *M. intracellulare* の総称）である．結核菌と異なり環境中（土中や水中）に存在する菌であり，ヒトからヒトに感染させることはない．

【疫学】2014年の調査では人口10万人対約15で，すでに肺結核を上回っていたが，最近ではもっと増えており，中年女性に多い傾向がある．

【成因と病態生理】

　①環境中に存在する菌であり，誰もが接触している菌であるが，なぜ一部のヒトで感染・発病にいたるのか，そしてなぜ中年女性に多いのかはいまだ不明である．

　②形態的には結核菌と似ており，感染経路は結核菌と同様と考えられている．多くは数年から10年以上かけてゆっくり進行する．

　③ヒトからヒトへの感染はない．

【症状】

　①結核よりも症状はおだやかで，症状が出ないまま，健康診断でのレントゲン写真で発見されることが多い．

　②進行すると，咳，痰，血痰，倦怠感や微熱を認めるようになる．診断から症状出現までの期間は平均10〜15年と長い．

【診断】

　①喀痰から2回以上同一の非結核性抗酸菌が検出された場合に肺非結核性抗酸菌症と診断される．環境に存在することから1回だけの検出では診断はできない．

　②血液で測定するキャピリア MAC 抗体法は感度84.3%であり，胸部異常陰影を認めるが痰が出せない患者の場合，診断を示唆する検査として有用である．

【治療】

　①肺 MAC 症は現在の化学療法では完治が難しいため，3〜4種類の抗菌薬を長期間（2〜3年間）にわたって投与する．

　②空洞病変や血痰がある症例，排菌量が多い患者ではすぐに治療を行うが，一般的に結核に比べても進行はゆっくりであり，自覚症状のない患者ではすぐに治療を行わず，慎重に経過をみる場合も多い．

　③化学療法はリファンピシン（RFP），エサンブトール（EB），クラリスロマイシンの3剤を中心に長期間投与する場合が多い．

【経過・予後】年間死亡率は 1%以下という報告もある．長い経過でみていく疾患であるが，年単位でゆっくり進行し，20 年ほどで血痰，発熱等を繰り返すようになる患者が多い．

薬剤性肺障害

薬剤が適切に選択され，適切に投与されたにもかかわらず，本来の投与目的とは異なる有害な反応が生じることを副作用・副反応と呼ぶ．そのうち肺に障害が生じたものを薬剤性肺障害と呼ぶ．あらゆる薬剤が起こしうると考える必要があり，投与開始から肺障害が出現するまでの期間も幅広いが，投与後 2〜3 週間から 2〜3 か月の間に発症することが多い．発生機序はほとんどの薬剤で分かっていない．

【成因と病態生理】

①肺内で生じる変化もさまざまである．もっとも多いのは肺の間質にリンパ球を中心とする炎症（間質性肺炎）をきたすものであり，好酸球が中心になった間質性肺炎もある．

②心不全のような陰影を示す肺水腫（非心原性肺水腫）のほか，気管支，血管，胸膜に変化をきたす薬剤性肺障害もある．

【臨床像と診断】

①胸部レントゲン写真上に出現する陰影や，臨床症状は多彩である．したがって，臨床症状や陰影から診断することは困難である．

②原因不明の微熱や乾性咳嗽，息切れ等が出現した場合や，胸部レントゲン写真や胸部 CT 像で異常陰影が出現した際には，常に薬剤性肺障害の可能性を疑うことが診断に重要である．

【診断】薬剤リンパ球刺激試験：採血して分離した患者のリンパ球と疑わしい薬剤とを混合してリンパ球の反応性をみるものである．薬剤性肺炎での陽性率は約 70%とされる．疑わしい薬剤を中止することで，症状の改善や陰影の改善を認めるかどうかを確認する．

【治療】疑わしい薬剤を中止するだけで症状や陰影が改善し，治療となる場合もあるが，病変の程度がひどい場合や，薬剤中止での改善が不良な場合は，副腎皮質ステロイドを一時的に使用して改善を図ることが多い．

塵肺

塵肺とは，粉塵を長期にわたって吸入することによって肺に線維化をきたす病気である．石綿（アスベスト）の吸入によって生じた肺病変をアスベスト肺，珪素の吸入によって生じた肺病変を珪肺と呼ぶ．多くは数年〜10 数年の長い経過で発症する．

アスベストは耐熱性や絶縁性が強く，電気製品や屋根裏の吹付け，建材などに広く使用されていた．その後，健康障害をきたすことから現在は輸入や使用が禁止されている．しかし，肺癌合併は石綿曝露から 20 年以上，悪性中皮腫は 20〜60 年後に発症することから，今後アスベストに関連した疾患は増えると考えられている．

（1）アスベスト肺（石綿肺）

【成因と病態生理】

①吸入された細い針状のアスベスト線維は細気管支や肺胞に至り，マクロファージに貪食されるが破壊されないままで，逆にマクロファージが活性化される．その結果さまざまな刺激物質（メディエーター）が産生され，活性酸素の産生や，好中球の浸潤，さらには線維芽細胞の刺激が引き起こされる．

　②肺の末梢構造（細気管支，胞隔）に炎症が生じて，広範囲に肺の線維増殖性変化が出現進行する病気である．

　③アスベストの吸入で間質性肺炎，肺線維症にも分類される肺病変となる．肺の末梢組織中に石綿小体（針のような構造物）がみられるようになる．

【症状】ゆっくりと進行し，肺線維症と同様で，肺の線維化を伴い，次第に乾性咳嗽や息切れが出現するようになる．

【診断】胸部エックス線写真やCT画像では，特発性肺線維症のような陰影を呈す．胸膜プラーク（胸膜の石灰沈着した部分）を認めることが多いのが特徴である．肺の組織診断で石綿小体の存在を確認する．

【治療】根治療法はなく，感染予防と呼吸不全対策を心がける．

【経過・予後】徐々に進行し，石綿曝露をやめても進行は続く．合併症として肺癌と悪性中皮腫がある．

(2) 珪肺

　塵肺症のなかではもっとも頻度の高い疾患である．鉱山や鋳物工場，陶器作製，研磨作業，トンネル工事などの職業でも被曝することが多い．

【成因と病態生理】遊離珪酸を吸い込むことで，珪肺結節という円形肉芽腫（炎症反応による円形の病変）や肺に線維性変化をきたす．

【症状】ゆっくりと進行し，次第に乾性咳嗽や息切れを自覚する．そして次第に症状が悪化していく．

【治療】特別な治療方法はなく，珪酸曝露をやめること，そして対症療法を行う．

胸膜中皮腫

　胸膜の中皮細胞から発生する腫瘍を胸膜中皮腫と呼び，良性と悪性とに分類される．良性胸膜中皮腫は石綿曝露とは関係がなく，無症状での検診発見が多く，外科的切除で完治する．悪性胸膜中皮腫はまれな疾患であるが，進行して診断されることが多く，予後不良な疾患である．以下，悪性胸膜中皮腫について記載する．

【疫学】

　①胸膜中皮腫の80％の患者でアスベスト曝露と関係が認められる．

　②アスベストに被曝してから悪性胸膜中皮腫が発生するまでの期間は20〜60年といわれている．比較的少量のアスベストの吸入でもアスベストが胸膜直下に到達し，慢性刺激によって腫瘍が発生するとされている．肺癌に比べると1/200程度の頻度であり，男性に多く，発症年齢は50〜60歳代に多い．

【成因と病態生理】

　①アスベストの吸入が発症要因ではあるが，大量に吸入しない場合でも悪性胸膜中皮腫は発症する．石綿曝露した夫の服を洗濯していた妻の発症例など，環境のなかで無自覚のうちにわずかに曝露している可能性も考慮する必要がある．

　②建築資材のなかに含まれていたことが多い．近年ではアスベストフリーの建築資材になっているが，それまでの建物では，職場や住宅などの日常生活の中で吸入していた可能性があり，発病まで長期間を要すことから，これから発症する頻度が増えることが予想されている．

【症状】

　①通常一側肺を侵すことが多いが，両側肺に及ぶこともある．

　②初期には無症状だが，進行し，咳，胸痛，呼吸困難感や体重減少などの症状が出現する頃には，病気

は進行して胸水を合併していることが多い.

【診断】肺癌との鑑別が必要になる症例も多い. 胸水中のヒアルロン酸測定や画像所見は参考になるが, 確定診断には腫瘍部位からの生検を必要とする.

【治療】胸膜肺全摘出術以外に根治的なものはない. 抗がん剤による治療での奏効率は 10～40% 程度と低い. シスプラチンとペメトレキセドの併用療法による効果が報告されている.

【予後】予後不良な疾患であり, 平均生存期間は症状出現後 12.5 か月といわれている.

肺塞栓症

　血栓で肺動脈が閉塞される状態であり, 肺動脈内で形成された血栓による場合を肺血栓症と呼び, 下肢静脈などで形成・遊離した血栓（＝塞栓子）が肺動脈に流入し, 肺動脈を閉塞した場合を肺塞栓症と呼ぶ. 臨床的には区別が困難な場合も多く, 両者を合わせて肺血栓塞栓症と呼ぶことが多い. 血栓が器質化して長期（3～6 か月以上）に血管を閉塞した状態を慢性肺塞栓症と呼ぶ.

【疫学】

　①欧米では虚血性心疾患, 脳血管障害と並ぶ三大血管疾患とされるほど高頻度な疾患である. 日本では少ないとされていたが, 発症頻度も増加傾向にある.

　②肺塞栓症の塞栓源の 90% 以上が下肢深部静脈あるいは骨盤内静脈由来である.

　③好発年齢は 60～70 歳代をピークとする 40 歳以上の中高年である.

【成因と病態】

　①下肢や骨盤などの深部静脈にできた血栓が, 静脈から右心房, 右心室を経て肺動脈に流入し, 肺動脈を閉塞し, 急性および慢性の呼吸器障害をきたす状態を肺塞栓症と呼ぶ.

　②静脈血栓ができる原因として, ⓐ血流の停滞, ⓑ血管内皮の障害, ⓒ血液凝固能の亢進（血液が固まりやすい状態）が重要である.

　③エコノミークラス症候群が知られているが, これは, 下肢圧迫で前述ⓐ, ⓑをきたし, 脱水気味になることでⓒをきたしたために生じる肺塞栓症である.

【症状】

　①急性肺塞栓症は, 突然出現する胸痛や呼吸苦が特徴的な症状であり, 胸膜痛や喀血を認めることもある.

　②広範囲の肺動脈塞栓が生じるとショック, 心不全, 突然死の場合もある.

【診断】

　①心エコー：右室の拡張を認める.

　②胸部造影 CT で肺動脈陰影の欠損部位の存在を確認すれば明らかとなる.

　③肺血流シンチグラフィ：肺血流の欠損部が明らかになる.

　④臨床症状に加え, 血液検査で D-ダイマーが高値であれば本症を強く疑う.

【治療】

　①抗凝固療法が中心であるが, 急性期では血栓溶解療法も行う場合がある. 慢性ではワーファリンなどの抗凝固療法のみ行う.

　②重症例では酸素投与など, 症状に対する治療も併せて行う.

　③下肢や骨盤内の静脈血栓が遊離して再度肺塞栓症が生じる危険性がある場合, 下大静脈にフィルタ

ーを入れる場合もある.

④重症例で肺動脈血栓摘除術を行う場合もあるが,手術によるリスクもあり,最重症例に対する治療である.

【予後】広範な動脈を閉塞して右心不全,心原性ショックを呈した症例での死亡率は30%と高い.右心不全をきたすレベルかどうかが予後を決定する.その後は再発に注意しながら抗凝固療法を継続することが重要である.

肺水腫

【成因と病態生理】

①肺水腫とは,肺の間質や肺胞内に体液がたまる状態をいう(部位は教科書 p57 参照).

②左心不全に伴い出現する肺水腫(心原性肺水腫)と,血管から水分が滲み出やすくなって生じる肺水腫(非心原性肺水腫)とがある.

③心原性肺水腫は左心不全により肺がうっ血し,肺胞内中心に体液が貯留する〔教科書心不全の左心不全の項(p194)参照〕.非心原性肺水腫の原因はさまざまで,肺炎等の炎症,全身の炎症反応などから生じる.

【症状】息苦しさ,息切れからはじまり,喘鳴を認めるようになる(教科書 p194 参照).

【診断】

①心原性肺水腫は心不全の診断と同様である.心機能の低下を確認することと胸部レントゲン写真で肺門部の浸潤影を認めることである.BNP 高値も診断に有用である.

②非心原性肺水腫は,明らかな急性の先行病変があり,そこに胸部エックス線写真で陰影を呈した際に非原性肺水腫と診断する.

【治療】

①心原性肺水腫:教科書心不全の治療の項参照.

②非心原性肺水腫:マスクを使った酸素吸入や一時的な人工呼吸で低酸素状態を改善させながら,少量のステロイドや利尿剤の投与により,局所の体液除去を促す.

【経過・予後】重症例が多く,予後不良である.

過換気症候群

過換気とは,本来の換気よりも多く換気することである.通常は,脳の呼吸中枢により,体内の CO_2 産生量にあわせて呼吸の深さ・回数の調整がなされている.体内でエネルギーを作り出す際に産生される CO_2 は運動等で増加し,安静時は少なくなる.この産生される CO_2 を排泄するため,呼吸中枢によって呼吸が調整されているが,この調整以上に呼吸が深く大きくなっている状態を過換気症候群と呼ぶ.

原因としては,ストレス等による心因性要因により,大脳皮質から呼吸中枢に刺激が及び,通常以上の換気を促している場合が多い.その結果,血液はアルカリ性に傾き,酸素濃度は十分あるにもかかわらず,息苦しさ,呼吸苦感,しびれ感等が出現する.

治療としては,不安を取り除き,息こらえをさせたり,浅くゆっくりした呼吸をさせることで対応する.一時的に鎮静剤を内服してもらう場合もある.

睡眠時無呼吸症候群

　睡眠中に呼吸が頻回に停止する疾患であり，10秒間以上持続する無呼吸もしくは低呼吸が，1時間あたり5回より多い場合を睡眠呼吸障害と呼び，眠気などの症状がある場合を睡眠時無呼吸症候群と呼ぶ.

　脳の呼吸中枢からの呼吸刺激が抑制されて呼吸が止まる中枢型睡眠時無呼吸症候群と，以下で述べるように気道が物理的に閉塞されて呼吸が止まる閉塞型睡眠時無呼吸症候群とがある．頻度的には後者が大半を占めている.

【疫学】わが国では男性が3〜7%，女性が0.5%とされている.

【成因と病態生理】

　①閉塞型睡眠時無呼吸症候群の患者では，のどの奥のすきまが狭いために，睡眠時に舌根部と口蓋垂は後方に下がり，上気道はふさがるようになる．その結果，息を吸う時のわずかな吸引圧では空気が通らなくなる．このため，吸気時に呼吸が止まる.

　②苦しくなって強く息を吸うことで呼吸を再開するが，楽になると再び元に戻って無呼吸を繰り返す.

　③体型的には肥満者，扁桃腫大，舌が大きい，猪首等が危険因子であるが，標準体型だがあごが小さいために睡眠時無呼吸症候群をきたす症例も日本では多い.

【症状】睡眠中の無呼吸によって睡眠の質が低下し，日中の突然の眠気，自動車の運転中の交通事故など社会生活に支障をきたすほか，高血圧，糖尿病などさまざまな疾患との関連も指摘されている.

【診断】

　①睡眠中の無呼吸の有無だけでなく，脳波も確認するポリソムノグラフィーと，脳波の検査は含まれない簡易睡眠モニター法とがある.

　②10秒以上の呼吸気流の停止もしくは低呼吸（呼吸運動が通常の30%以上低下し，4%以上の酸素飽和度低下）の総和が1時間当たり，5〜15が軽症，15〜30が中等症，30より高値を重症と分類する.

【治療】体重減少や適度な運動も有効だが，重症例を中心に持続陽圧呼吸（CPAP）療法を実施する．軽症であれば，睡眠時に下顎をわずかに前方に出すように調節したマウスピース（スリープスプリント）を使用することでも改善が期待される.

【経過・予後】睡眠時無呼吸の改善により，高血圧の改善や脂質異常症の改善などの報告もある.

4. 循環器疾患

A. 不整脈　a 頻脈性不整脈　②心房粗動　③発作性上室性頻拍　④心室頻拍　⑤心室細動
　b 期外収縮　①上室性（心房性）期外収縮　②心室性期外収縮
　c 徐脈性不整脈　①房室ブロック　②洞不全症候群
C. 先天性心疾患　c ファロー四徴症
E. 心筋・心膜疾患　a 特発性心筋症　①肥大型心筋症　②拡張型心筋症　b 心筋炎　c 心膜炎
　d 心タンポナーデ
G. 脈管疾患　c 閉塞性動脈硬化症（ASO）　d バージャー病（閉塞性血栓血管炎）
　e 高安動脈炎（大動脈炎症候群）　f 下肢静脈瘤　h 深部静脈血栓症　i リンパ浮腫

頻脈性不整脈

（1）心房粗動

　心房粗動は，心電図上心房収縮の P 波は欠如しているが，心房拍数が 240〜440/分の規則性がある．心房内のどこかで規則正しく頻回に興奮し収縮，房室伝導で著明な頻脈となり，心不全や狭心症などをきたす疾患である．多くは発作性の心房粗動である．

【疫学】心房細動に比べて頻度の低い疾患である．

【成因と病態生理】

　①心房粗動は右心房内のリエントリーであり，240〜440/分の規則正しい頻拍である．時に心房細動に移行したり，ふたたび心房粗動に戻るような症例もある．

　②右心系の心疾患に続発しやすいが，約半数は明らかな心疾患を認めない．

　③肺疾患，心臓術後，心膜炎，虚血性心疾患に合併することがある．

【症状】突然出現する胸苦しさ，動悸を感じ，発作終了とともに改善する．

【診断】心電図の波形で診断する．心房波の P 波を認めず，鋸歯状波（F 波）を認める．250〜300/分が多い．振幅・波形が心房細動に比べて規則的である．

【治療】心房細動と同様，心拍数のコントロールや洞調律への治療，および抗凝固療法が治療の中心である．

【経過・予後】頻拍のコントロール不良の場合は心不全の合併をきたすので注意が必要である．

（2）発作性上室性頻拍

　心房あるいは房室接合部を起源として出現する頻拍をいう．心拍数は 100/分以上 240/分までであり，動悸，息苦しさから，心不全をきたす場合もある．

【成因と病態生理】発作性上室性頻拍はリエントリーにより生じる．大半は房室接合部内のリエントリーであるが，まれに洞結節，心房内のリエントリーもある．

【症状】突然出現し，突然消失するような動悸が特徴である．常にみられるわけではない．

【診断】発作時の心電図所見が重要である．100/分以上の頻拍で，心拍の間隔は規則正しい．突然出現するため，発作出現時の脈拍を調べてもらい，100/分以上の心拍で突然通常の脈拍に戻るようなら，その可能性を考えて 24 時間心電図で評価する．

【治療】

　①迷走神経刺激操作：頸動脈洞マッサージや眼球圧迫，バルサルバ操作（息こらえ），深呼吸，冷水を飲むなどの迷走神経を刺激することで発作を抑制できることがある．

　②薬物療法：ATP の急速静脈内注入あるいは，ベラパミル等薬剤の静脈注射を行う．

　③電気ショック：血圧低下や狭心症症状の出現等がみられる時は，直流電流による刺激で発作を抑える．

【経過・予後】通常は予後良好である．

（3）心室頻拍

　心室内を起源として出現する頻拍であり，心拍数は 100/分以上である．基礎疾患として，心筋梗塞（急性，陳旧性），狭心症，冠不全などの虚血性心疾患，心筋症，弁膜症，先天性心疾患，高血圧性心疾患などがあるが，特に心筋梗塞や心筋症が重要である．

【成因と病態生理】基礎疾患を有した患者の心室頻拍の多くは，基礎疾患に伴う瘢痕部位に起因するリエントリーである．

【症状】突然に出現する動悸であるが，非持続性心室頻拍では無症状の場合も少なくない．持続性では心不全や狭心症を引き起こす．基礎疾患等で心機能が低下している場合は心室細動に移行することもまれではない．

【診断】発作時の心電図所見が重要である．無症状で非持続性の心室頻拍を認めることもあり，24 時間心電図を検査する場合もある．

【治療】頻拍発作の停止と予防に大別される．血圧低下などの血行動態の悪化がある場合には，速やかに直流通電による電気ショックが必要である．

【経過・予後】まれに自然に停止するものもあるが，心室細動へ移行して致死的になりうる重要な不整脈である．

（4）心室細動

　致死的不整脈の一つであり，臨床上重要な不整脈である．心室が無秩序に興奮収縮するため，心臓からの血液の拍出は停止し，脳血流量が途絶する．3〜5 秒間でめまい，5〜15 秒で意識消失し，3〜4 分持続すると脳の不可逆的変化が生じ，死に至る．心臓性突然死の主な原因である．

【成因と病態生理】

　①心室筋がまったく無秩序に電気的興奮する状態であり，心臓が血液を拍出する動きをしなくなる．その結果心停止と同様の状態となり，上述したような経過をとる．

　②原因としては急性心筋梗塞後が多く，陳旧性心筋梗塞や拡張型心筋症でもみられる．

　③時に原因不明の心室細動をきたす疾患として Brugada 症候群*がある．

【症状】意識消失，脈を触れない状態で，呼吸停止もきたす．

【診断】心筋梗塞や心筋症等の器質的な心疾患を有していることが多い．心電図により心室細動が診断される．

【治療】ただちに救急処置を施行する．心肺蘇生，除細動，予防が必要である．

　①心肺蘇生：背臥位にして心臓マッサージを行う．

　②電気的ショック：AED 等を用いて電気的除細動を行う．

　③予防：心室細動停止後は再発予防としてリドカインやプロカインアミドなどの薬剤を点滴静注する．

【経過・予後】重症な基礎疾患に心室細動が合併することが多く，予後は非常に不良である．

*Brugada 症候群▶ 日本や東南アジアに多く，若年〜中年の男性に多い．初発年齢は 40〜50 歳代である．20〜30%は突然死の家族歴をもつ．心臓に明らかな異常がない状態から突然心室細動をきたす．心電図の V1〜V3 で右脚ブロック様波形と特徴的な ST 上昇を認める心電図異常を認める．ただし，日本では成人の約 0.1%に Brugada 型心電図を認めるとされ，心電図所見のみでは診断されない．家族歴や心室細動のエピソードを有しているかどうかが重要である．

期外収縮

(1) 上室期外収縮（心房性期外収縮）

　洞結節の興奮よりも早期に起こる異常収縮である．心房や房室接合部などから発生する期外収縮を上室期外収縮という．

　健常人にも観察され，加齢とともに増加する．頻発しても血圧等に異常はなく，予後は良好である．

【疫学】明らかな心疾患のない 60〜85 歳において，上室期外収縮を 1 時間に 30 回以上認める割合が 13%，24 時間のなかで 100 回以上認める割合が 12%という報告があり，非常に頻度の高い不整脈である．

【成因と病態生理】心房は自律神経との関連が深く，疲労時や緊張時に起こりやすい．この場合，病的意義は少ない．

【症状】通常は無症状で良性であり，治療は不要であるが，敏感に胸部不快感として自覚する人がいる．

【診断】通常の PP 間隔よりも早く P 波が出現する．この時の P 波は通常よりも変形している．QRS 波は正常である．

【治療】無症状であれば治療は不要である．症状が強い場合や心房細動の引き金となっている場合は β 遮断薬等の薬物療法やカテーテルアブレーションを検討する．

【経過・予後】予後は良好である．

(2) 心室性期外収縮

　左右の脚あるいはそれよりも末梢の心室筋のどの部分からも発生する期外収縮をいう．心電図上，QRS 波は変形し，幅も広い．自覚症状が軽微なら生活習慣の改善や軽い精神安定剤のみで経過をみることが多い．

【疫学】明らかな心疾患のない 60〜85 歳において，心室期外収縮を 1 時間に 30 回以上認める割合が 14%，24 時間のなかで 100 回以上認める割合が 14%という報告があり，頻度の高い不整脈である．

【成因と病態生理】洞結節の興奮よりも早期に起こる左右の脚，あるいはそれよりも末梢の心室筋からの異所性興奮である．心筋梗塞などの疾患を有する患者では，頻発，連発する心室性期外収縮は予後を悪化させるため注意が必要である．

【症状】通常は無症状で良性であり，治療は不要であるが，敏感に胸部不快感として自覚する人がいる．

【診断】

　①心電図：先行する P 波がなく，通常の RR 間隔よりも早期に出現する幅広い QRS 波である．PP 間隔は変動しない．

　②程度の分類として Lown の分類*があり，Ⅱ度以上の場合に，頻拍発作を誘発する可能性がある．

【治療】

　①基礎疾患がなく，無症状，軽度の症状であれば治療の必要はない．

　②睡眠不足，喫煙，ストレス，カフェイン摂取，多量飲酒などが原因となっている場合があり，生活指

導を行う.

③自覚症状が強い場合や，期外収縮の頻度が多く心機能に悪影響を及ぼす場合は治療の対象となる．薬物治療として β 遮断薬，Ca 拮抗薬等が選択される.

④頻度が高いか，頻拍発作を起こすような時はカテーテルアブレーションが適応になる場合もある.

【経過・予後】心疾患を有している患者でなければ心機能に影響を与えることは少なく，心室性頻拍や R on T を認める状況でなければ経過観察でよい場合がほとんどである.

---

*Lown 分類
0．期外収縮なし
Ⅰ．散発性（＜30/時間）
Ⅱ．頻発性（≧30/時間）
Ⅲ．多源性（多形性）
Ⅳ．反復性：Ⅳa：2 連発，　Ⅳb：3 連発以上（心室性頻拍）
Ⅴ．R on T（T波にQRSが重なるもので心室細動を起こしやすい）

徐脈性不整脈

（1）房室ブロック

心房から心室への興奮伝導が遅延あるいは途絶した状態をいう．Ⅰ度からⅢ度までに分けられる.

①Ⅰ度房室ブロック：PR 間隔の延長のみで QRS 間隔は正常.

②Ⅱ度房室ブロック：Wenckebach 型（PP 間隔は等しいが，PR 間隔が次第に延長して QRS が脱落するタイプ）と Mobitz Ⅱ型（PP 間隔は等しいが，PR 間隔の漸次延長なしに QRS が脱落するタイプ）とがある．後者はヒス束内の伝導障害と考えられている.

③Ⅲ度房室ブロック：完全房室ブロックで PP 間隔，RR 間隔はそれぞれ等しいが，PR 間隔は不規則なタイプ．房室解離とも呼ばれる.

【成因と病態生理】

①Ⅰ度および Wenckebach 型Ⅱ度房室ブロックは迷走神経過緊張によるものが多く，夜間睡眠中に生じやすい．若年者はアスリートにしばしばみられ，病的意義は低い．無治療もしくは経過観察でよい．一過性な場合の原因として，息こらえ，迷走神経過緊張，頸動脈洞マッサージ，排尿，排便がある.

②Mobitz Ⅱ型房室ブロックは房室結節—ヒス束の器質的障害によるもので，将来的にペースメーカー植込みが必要になることが多い．房室伝導比が 3：1 以下の状態を高度房室ブロックと呼び，脳虚血を招きやすく，ペースメーカーの適応となる.

【症状】無症状で心電図にて診断がなされることが多いが，重症例では，息切れや全身倦怠感，めまい・失神などの脳虚血症状や心不全症状をきたすこともある．高度な房室ブロックから突然死に至ることがある.

【診断】心電図にて診断される.

【治療】

①可逆性では誘因を除去．脳虚血症状がある場合には緊急ペーシングの適応である.

②Ⅰ度および Wenckebach 型Ⅱ度房室ブロックは無症状であれば基本的には経過観察.

③Mobitz Ⅱ型房室ブロックおよび完全房室ブロックでは，可逆的な原因がなく，適応があればペースメーカー植込みを考慮する.

（2）洞不全症候群（sick sinus syndrome）

　洞結節と周囲心房組織の異常により P 波が徐拍化または欠如し，徐脈となった状態．洞機能不全とも呼ばれる．

　病変が洞結節に限局している場合は洞徐脈が主な病態で，洞結節周囲組織の障害が合併すると洞房ブロックが発生し，障害が心房まで至っていると心房細動，心房粗動，心房頻拍などの心房性不整脈を合併する徐脈頻脈症候群となる．

　以上の特徴から，a. 洞性徐脈，b. b1 洞停止または b2 洞房ブロック，c. 徐脈頻脈症候群の 3 型に分類される．

【疫学】徐脈性不整脈の代表的な疾患である．ペースメーカー治療の対象となる疾患のなかでもっとも頻度が高い．

【成因と病態生理】原因としては，虚血性心疾患，高血圧，心筋症，アミロイドーシス，心膜炎，心筋炎，膠原病などが基礎疾患として存在していることもあるが，原因不明の場合が最も多い．洞機能低下は副交感神経の亢進，心筋虚血，ジギタリス中毒，β 遮断薬，高カリウム血症などの一過性の原因でも起こるが，このような可逆的な場合は通常，洞不全症候群には含めない．

【症状】

　①持続性徐脈は全身倦怠感の原因となり，洞房ブロックや洞停止はめまい・失神を起こす．

　②徐脈頻脈症候群では頻拍による動悸が停止したのち，めまい・失神の症状を訴えるのが特徴的．睡眠中の洞徐脈や洞停止は無症状のことが多く，高齢者では洞徐脈が気力の低下，記憶力の低下，人格変化の原因となっていることがある．

　③洞不全症候群の合併症として塞栓があり，この病態が初発症状であることもまれではない．

　④徐脈，息切れ，疲労感，全身倦怠感，めまいや眼前暗黒感などの脳虚血症状，失神・痙攣など症状は多彩であり，動悸や徐脈以外の症状でも考慮する必要がある．

【診断】

　①24 時間心電図：発作時の心電図で診断される．

　②電気生理学的検査：洞結節の機能や洞房伝導時間等の検査を行う．

【治療】

　①脳虚血症状や心不全症状がない場合は無治療または経過観察する．

　②脳虚血症状や心不全症状がみられれば，ペースメーカー植込みを検討する．

　③徐脈頻脈症候群では塞栓が合併しやすいので，抗凝固療法が必要であり，適応基準は心房細動と同様である．

付）リエントリーについて

　心臓のなかの電気的な興奮の波が，1 心拍ごとに消失しないでふたたび元の部位に戻ってきて，心臓を再興奮させる現象をリエントリーと呼ぶ．

　興奮伝導速度が早い経路（図内①）と遅い経路（図内②）からなる二重経路で，通常の洞調律では経路①，経路②を通過した電気的興奮が経路③（図内③）で衝突し消失する．しかし，短い間隔の期外収縮が出た時は，経路②に入った興奮は不応期のため途絶する．その間，経路①を経た興奮は衝突する電気的興奮がないため，経路②まで到達し，経路②の不応期を脱したころに到達すると逆行性に伝導することが

できる．その結果，興奮伝導は再度経路①に戻ることになる．これをリエントリーと呼ぶ．不整脈の機序の多くで，このリエントリーが関与していると考えられている．

ファロー四徴症

【疫学】新生児における先天性心疾患の約5％を占め，成人のチアノーゼ性心疾患の半数以上を占めている．

【成因と病態生理】

①生まれる前の発達時期における異常で，ⓐ心室中隔欠損，ⓑ肺動脈狭窄，ⓒ大動脈騎乗，ⓓ右室肥大，の4徴候をきたす先天性心疾患である．

②肺血流量が減少することと，心室中隔欠損部からの右→左シャントによってチアノーゼを生じる．肺動脈の狭窄の程度で症状の出現時期はさまざまだが，生後数か月で出現することが多い．

【症状】

①生後数か月でチアノーゼ（低酸素で皮膚が藍紫色・深い青みがかった紫色になる）を認める．

②生後3か月頃から無酸素発作（泣いたときにチアノーゼが悪化する）を認めるようになる．

③1〜2歳頃から遊んでいる時に，息苦しさでしゃがみ込む姿勢をとるようになる．

【診断】

①胸部レントゲン写真：木靴心と呼ばれる特徴的な心臓の形を確認する．

②心電図：右軸偏位，右室肥大を認める．

③心エコー：心室中隔欠損，大動脈騎乗，右室流出路狭窄，右室肥大を確認する．

【治療】心内修復手術が原則であるが，根治術は1〜3歳の間に行うことが望ましい．遅くなると心筋の変性，腎機能低下等が出現して根治手術が困難になる場合がある．

【経過・予後】心内修復手術後の生命予後は良好である．

特発性心筋症

（1）肥大型心筋症

【疫学】500人に1人の有病率で，男性に多く，60代が発症年齢のピークである．約半数に常染色体優性遺伝を示す家族歴を認める．

【成因と病態生理】

①心肥大をきたす明らかな原因がないまま，左心室または右心室の心筋肥大を呈するものを肥大型心筋症と呼ぶ．通常心室中隔を中心とした不均一な心肥大を認め，心室内腔は狭小化している．心臓の収縮能は正常または過大で，心室の拡張障害を伴う．

②病態としては左室の拡張障害に加えて左室流出路の狭窄による心拍出量低下が肥大型心筋症の中心となる病態である．

【症状】

①無症状のことが多く，検診での心電図異常や心雑音で発見されることが多い．

②心拍出量低下により，労作時呼吸困難，狭心痛，めまい，失神発作などの症状を認める場合もある．

③まれに塞栓症状や心停止・突然死が初発症状であることもあり，若年スポーツ競技選手の突然死の1/3を占めるという報告もある．

【診断】

　①心電図：左室高電位，異常 Q 波，陰性 T 波などがみられることが多い.

　②胸部レントゲン写真：著明な心拡大を認める場合が多い.

　③心エコー：ⓐSAM（僧帽弁前尖の収縮期前方運動），ⓑASH(心室中隔の非対称性肥大)が重要な所見である.

【治療】

　①心不全，左室流出路狭窄，不整脈の有無によって治療法を決定する.

　②拡張障害が主体の心不全（駆出率は正常）の場合：β遮断薬や Ca 拮抗薬（ワソラン）等の薬物療法によって症状の改善を図る.

　③駆出率が低下した心不全の場合：心不全治療として，β遮断薬，ARB，利尿薬等を服用する.

　④不整脈が頻回の患者では，植込み型除細動器の導入も考慮する.

【経過・予後】危険な不整脈や心機能の低下を認める場合は予後不良である. 年間死亡率は 2.8%とされ，原因としては，不整脈が 32%，心不全が 21%である.

（2）拡張型心筋症

　左室または両心室の拡大と収縮機能障害を特徴とする心筋疾患であり，原因疾患がないものをいう.

【疫学】0.15%程度の頻度という報告がある. 30〜40 歳代より徐々に発症し，中年男性に多い. 家族性発症は 20〜30%にみられるとされる.

【成因と病態生理】原因不明の心筋の変性疾患であり，心筋の肥大に比べて心室内腔の著明な拡張と心筋収縮機能の著しい低下のために，うっ血性心不全を呈す疾患である. 心室内腔の著明な拡大と心筋収縮能の著しい低下をきたしている.

【症状】慢性に進行する心不全症状（動悸，息切れ，呼吸困難，浮腫）. 不整脈，突然死の危険性がある.

【診断】

　①胸部レントゲン写真：著しい心拡大

　②心エコー：心室内腔の著しい拡張と心筋収縮能の著しい低下が特徴である.

【治療】

　①基本的には慢性心不全の治療を行う.

　②心臓への負担を減らすため，塩分，水分を控えるように指導する.

　③無症状であってもβ遮断薬，ACE 阻害薬もしくはアンジオテンシンⅡ受容体阻害薬（ARB）を投与する.

　④心不全がみられる場合は上記 2 種の薬剤に利尿薬も追加して投与する.

　⑤植込み型除細動器：心室性頻拍がみられる症例が適応となる.

　⑥心臓移植

【経過・予後】肥大型心筋症に比べて予後は非常に不良. 5 年生存率は 50%，10 年生存率は約 30%である. 死因は心不全 50%，突然死 30%とされる.

心筋炎

　心筋炎は心筋を主座とした炎症性疾患であり，心膜まで炎症が及ぶと心膜心筋炎と呼ばれる. 心筋炎は臨床病型から劇症型，急性，慢性心筋炎に大別される.

急性心筋炎は発症発現日を発症日として特定できる．そのうち，発症初期に心肺危機に陥るものを劇症型とする．

病因から感染性，非感染性，特発性に大別される．

【成因と病態生理】わが国ではほとんどの急性心筋炎はウイルスによる感染が原因とされている．原因ウイルスには多種のウイルスが関与するが，コクサッキーB ウイルスがもっとも頻度の高い原因と考えられている．

【症状】急性心筋炎は上気道炎症状や消化器症状を初発症状とすることが多い．その数時間から数日後に心症状が出現する．胸痛，心不全症状，ブロックを含む不整脈が主体である．発熱，脈の異常を認める．

【診断】

①血液検査：クレアチンキナーゼ上昇，CRP 陽性，白血球数上昇．

②心電図：非特異的 ST-T 変化．

③心筋生検による病理診断が唯一の確定診断法である．

【治療】安静と左心不全の治療，不整脈の治療等を行いながらウイルス感染からの回復を待つ．

【経過・予後】急性心筋炎は一定期間で自然治癒に向かう．慢性心筋炎は自然治癒傾向が乏しい．心不全や不整脈による急変の可能性はあるが，多くの場合，予後は良好とされる．初回入院での死亡率は急性22%，劇症型43%，慢性遷延型33%という報告もある．

心膜炎

さまざまな原因によっておこる心膜の急性炎症である．炎症の波及の程度や心嚢液貯留や心膜肥厚の程度に影響され，良性の炎症から生命にかかわる心タンポナーデまで多岐にわたる．

【疫学】わが国では急性心膜炎のうちもっとも頻度が高いのは原因不明の心膜炎とされているが，かなりの部分はウイルス感染の関与が考えられている．

【成因と病態生理】ウイルス感染，細菌感染，結核性，膠原病合併などが考えられるが，もっとも頻度が高いのはウイルス性であり，コクサッキーB ウイルス，エコーウイルスが重要である．

【症状】重要な症状は胸痛である．持続性の胸痛がみられる．前胸部あるいは胸骨後部に局在する．深呼吸や仰臥位により疼痛が増強し背部，頸部，肩へ放散する．坐位や前屈姿勢で軽減することが特徴である．胸痛で浅い呼吸となり，呼吸困難を訴えることもある．

【診断】

①心電図：ST 上昇が広範囲の誘導で認められる．

②心エコー：心嚢水の貯留を確認する．

③聴診所見：心膜摩擦音が一時的に聴取されることが多い．胸骨左縁下部と心尖部との間でもっともよく聴取される．深吸気時によく聞かれる音で，ひっかくような，擦るような性状の音である．

【治療】胸痛や発熱には安静および解熱鎮痛薬を投与し，対症療法で経過をみる．約 15%は心タンポナーデに移行するといわれており，注意が必要である．

【経過・予後】原因により異なるが，ウイルス性の心膜炎の予後は良好である．20〜30%で再発や収縮性心膜炎への進展することがあり，注意が必要である．

心タンポナーデ

【成因と病態生理】心嚢水貯留のために心膜腔内圧が著明に上昇し，心室の拡張障害，さらには肺静脈の還流障害をきたした結果，心拍出量が低下し，低血圧，ショックをきたした状態をいう．心膜炎から心嚢液が増加することで心タンポナーデに移行する．原因の多くは悪性腫瘍の転移であるが，特発性あるいはウイルス性でも出現しうる．

【症状】頸静脈怒張，心音減弱，低血圧を Beck の三徴と呼ぶ．脈の触診で，吸気時に微弱になり，呼気時に戻る現象（奇脈）は心タンポナーデが進行した時にみられる所見である（ただし，COPD，収縮性心膜炎，心筋梗塞や肺塞栓症などの場合も奇脈を認めることがあるので，診断根拠にはならない）．

【診断】
　①心電図：前胸部誘導の低電位を認める．
　②心エコー：心嚢水の存在と右心房が収縮期や拡張末期に虚脱，さらには拡張期でも虚脱する所見が特徴である．

【治療】心膜腔穿刺による排液が唯一の治療である．同時に原疾患に対する治療も行う．

【経過・予後】速やかに心嚢水を排液し，心膜腔内圧の減圧と血行動態の改善を図らないと致命的になる．

閉塞性動脈硬化症

　閉塞性動脈硬化症〔arteriosclerosis obliterans; ASO．末梢動脈疾患（peripheral arterial disease）〕とは，粥状動脈硬化により四肢の末梢動脈に生じた慢性閉塞性疾患の総称である．下肢に好発して歩いていると虚血痛で立ち止まる必要があるような，特徴的な症状（間欠性跛行）を呈する．

【疫学】50 歳以上の男性に多く，日本では患者数が増加している．65 歳以上の高齢者で 3〜6%，糖尿病患者で 5〜10%，脳血管疾患罹患患者で 10〜20% の割合で ASO を認めていると推定されている．

【成因と病態生理】粥状動脈硬化に伴う動脈閉塞により末梢血流障害を呈した状態で，臨床的に下肢虚血症状を有するものをいう．動脈硬化性疾患と同様の危険因子（年齢・喫煙・高血圧・糖尿病・高コレステロール血症）が発症に関わっており，特に喫煙・糖尿病が本疾患発症に強い因果関係をもつ．

【症状】下肢に多く，腸骨動脈，大腿動脈，膝窩動脈に生じやすい．初発症状は冷感，しびれ，間欠性跛行などを認める．進行すると安静時にも疼痛が出現し，皮膚の潰瘍・壊死形成に至る．

【診断】
　①血管造影：血管の閉塞，狭窄，虫食い像を認める．
　②足関節上腕血圧比（ABPI）が 0.9 未満の場合，ASO と考えられる．

【治療】禁煙のほか，高血圧，脂質異常症，糖尿病等の動脈硬化に影響する疾患の治療が必要である．運動療法は 1 日 2 回 30 分間歩くことが間欠性跛行に効果的とされている．間欠性跛行を認める患者には，内科的治療を先行する．シロスタゾールが跛行症状改善の第一選択薬である．安静時でも疼痛がある場合は血行再建術の適応となる．

【経過・予後】全身の動脈硬化，特に脳血管障害や虚血性心疾患の合併が多い．間欠性跛行を認める患者では 5 年後の下肢症状悪化は 25% で認める．

バージャー病

【疫学】バージャー病〔閉塞性血栓血管炎（thromboangiitis obliterans）〕は 20〜40 歳代の若年男性に多く，喫煙と密接な関係がある．現在は減少傾向にある．病変の主座は前腕動脈より末梢，下腿動脈よりも末梢側である．

【成因と病態生理】原因は不明であるが，自己免疫機序の関与が疑われている．歯周病菌の関連も指摘されている．

【症状】

①四肢末端の冷感，しびれ，間欠性跛行が初発症状のことが多い．

②間欠性跛行肢では足の裏に強く症状が現れる．

③末梢に強い虚血症状がでて安静時でも痛むようになり，比較的早期から指の先端に潰瘍や壊死が生じることがある．

④末梢動脈拍動の減弱や欠損がみられる．

【診断】

①動脈拍動の触知が重要：大腿動脈，膝窩動脈，足背動脈，後脛骨動脈で行い，上肢の腋窩動脈，上腕動脈，橈骨動脈，尺骨動脈でも行う．

②血管造影：膝関節以下の末梢動脈あるいは膝関節より末梢動脈の異常であり，動脈の途絶，先細り等の変化を認める．

【治療】禁煙がもっとも大切である．喫煙の継続と肢切断との相関を認めている．歯周病があると血管攣縮が増強するといわれており，歯周病があれば治療する．血管拡張薬や抗血小板薬の投与も必要に応じて投与する．

【経過・予後】ASO と異なり，心，脳，大血管病変を合併しないため予後は良好であるが，喫煙を続けていると指趾切断になる場合もある．

高安動脈炎（大動脈炎症候群）

大動脈およびその主要分枝（腕頭動脈，頸動脈，鎖骨下動脈，腎動脈など）や肺動脈，冠動脈に閉塞性あるいは拡張性病変をきたす非特異性動脈炎で，若い女性に好発する．

【疫学】若年女性に多く男女比は 1：9 で，初発年齢は 20 歳にピークがある．アジア，南米に多い．

【成因と病態生理】原因は不明だが，先行感染を契機に発症し，自己免疫的機序で血管炎が遷延していると考えられている．

【症状】

①不明熱や全身倦怠感，易疲労感，関節痛，頸部痛などが認められる．

②もっとも高頻度にみられる症状は一側あるいは両側の橈骨動脈拍動の減弱や消失，上肢血圧の左右差であり，脈なし病とも呼ばれている．

③全身炎症による症状のほか，狭窄ないし閉塞をきたした動脈の支配領域に特有の虚血症状や血管拡張病変に起因する症状など，多彩な症状を呈する．

④脳虚血症状として失神発作やめまい，霧視がみられ，頸動脈の変化で頸部の圧痛などがみられる．

【診断】

①血液検査：CRP 上昇，白血球数増多．

②血管造影もしくは MRI：動脈病変の描出．

【治療】ステロイド内服が第一選択である．ステロイド投与が困難な場合は免疫抑制剤の投与を検討されるのが現状である．

【経過・予後】大動脈炎は寛解や増悪を繰り返すが薬物療法で管理が可能なものが多く，予後は比較的良好で 10 年生存率は 70%前後である．

下肢静脈瘤

【疫学】中高年女性に好発する．40 歳以上の女性では 10%以上で下肢静脈瘤を認めるという報告がある．

【成因と病態生理】静脈弁の機能不全が原因で，妊娠や長期・長時間の立位・筋肉労働が誘因となって皮下静脈が拡張・蛇行してくるのが静脈瘤である．長時間の立位の仕事（調理師，理容師，教師など）に従事する場合は重症化することもある．

【症状】

①血液のうっ滞が起こり，血栓性静脈炎を起こしやすい．

②立位により大腿下部から下腿にかけて多数の怒張，屈曲した静脈瘤を触知する．

③無症状のことが多いが，下肢に緊満感，疼痛，浮腫，かゆみ，こむら返りを生じることもある．

④慢性化するとうっ滞性皮膚炎（湿疹や皮膚の色素沈着）をきたすことがあり，時に血栓形成を起こし，痛みが出現する．

【診断】立位での観察で診断は可能である．超音波検査にて静脈瘤を観察することができる．

【治療】保存的な治療としては弾性ストッキングや弾性包帯の着用，歩行や足関節運動を含む運動療法を推奨する．うっ滞性皮膚炎や下肢潰瘍をきたしたような症例では外科的治療が推奨され，外科的治療としては，静脈血管内のレーザー治療が標準的術式になっており，日帰りで行える．

【経過・予後】下肢静脈瘤は不可逆性の変化であり，一度発症すると自然治癒することはなく，徐々に進行する．経過中に表在性血栓性静脈炎やうっ滞性皮膚炎を合併することがある．

深部静脈血栓症

表在の静脈ではなく，深部を走行する静脈が血栓を生じて静脈閉塞を起こしたものであり，下肢に発生することが多い．飛行機など長時間の移動で発症する深部静脈塞栓症および肺血栓塞栓症はエコノミークラス症候群，ロングフライト症候群とも呼ばれる．最近は被災地での避難所でも深部静脈血栓症をきたす症例が多いことから，その予防が重要とされている．

【疫学】米国では静脈血栓症が年間 200 万人発生するとされる．日本では 2009 年の報告で 14,700 人と少ないが，増加傾向にある．20 歳以上で増加し，40 歳以上の中高年に多い．

【成因と病態生理】長期臥床，妊娠，長時間の坐位，手術後や悪性腫瘍，膠原病などで出現しやすい．

【症状】

①片側の下肢の腫脹：左側が約 2 倍の頻度．発症は急性が多いが，数日にわたる緩徐な場合もある．腫脹は下腿全体，大腿全体であり，表在性血栓性静脈炎と異なり，局所的ではない．

②疼痛：腫脹による緊満痛を伴う．痛みは鈍痛であり，激しい痛みや鋭い痛みはまれ．

③Homans 徴候：膝を屈曲した状態での足の背屈によって腓腹部に疼痛がでる（陽性率 44〜92%）.

④Lowenberg 徴候：腓腹部へのマンシェットによる加圧で疼痛が著明になる（陽性率 50〜70%）.

⑤発赤：暗赤色に近い発赤であり, 立位で悪化することが多い.

⑥時に血栓が遊離して肺動脈に流入し, 肺血栓塞栓症をきたすことがある.

⑦骨盤や大腿部の深部静脈血栓症の 40〜50% で無症状の肺塞栓症を併発しているとされる.

【診断】

①血液検査：D ダイマーの測定で, 血栓があれば高値を示す. D ダイマーが陰性であれば否定的（陰性的中率は 96〜99%）である. 炎症だけでも上昇するので, 高値であるだけで確定診断にはならない.

②症状から可能性が高い場合は, エコー検査もしくは CT 検査を行う.

【治療】

①急性期は血栓の遊離を防ぐため床上安静・下肢挙上を基本とする. 数日間の安静臥床・下肢挙上だけでも下肢の腫脹は軽減することが多い.

②適切な弾性包帯や弾性ストッキングの着用で軽減効果はさらに増大する.

③血栓溶解療法：急性期に血栓溶解を目的としてウロキナーゼを投与する.

④抗凝固療法：急性期はヘパリンによる抗凝固療法を行う. その後ワーファリン内服で抗凝固療法を継続する. 通常は 3〜6 か月間の投与を行う.

⑤下肢の深部静脈血栓により, 肺血栓塞栓症合併の危険が高い場合は下大静脈フィルターを装着することも考慮する.

【経過・予後】発生原因が除去されれば再発することは少ない.

リンパ浮腫

リンパの還流障害によりリンパがうっ滞して浮腫をきたし, 皮膚・皮下組織の肥厚と線維化を起こしたもの.

【成因と病態生理】原因不明の一次性リンパ浮腫と, 乳癌術後等の二次性リンパ浮腫があり, 二次性がほとんどである. 蛋白の組織内貯留のため, 次第に組織細胞の変性, 線維化が起こり, 次第に皮膚が硬くなる. 指で圧迫するとくぼむ通常の浮腫とは異なる.

【症状】足, 踵および下肢または手背および上肢の左右非対称の腫脹が一般的である. 疼痛や色の変化はない.

初期には臨床的にほとんど浮腫を認めず, リンパ管造影によってのみその異常が確認される（潜在性リンパ浮腫）. 次いで軽度腫脹がみられるが朝には軽減する（可逆性リンパ浮腫）. さらに朝にもそれほど軽減しなくなり, 皮膚の硬化もみられ, 非圧窩性となる（硬化性浮腫）. ついには皮膚の変形, 硬化を伴うようになる（象皮症）.

炎症, 特にリンパ管炎, 蜂窩織炎を起こすと増悪することが多い. リンパ節の腫脹は通常みられない.

【診断】

①超音波検査：皮下に貯留する液を確認する.

②リンパ管造影：リンパ流のうっ滞・貯留を評価する.

③潰瘍や静脈怒張, 静脈瘤はみられない.

【治療】徒手リンパドレナージ, 弾性着衣による圧迫, 圧迫下の運動, スキンケアを行う.

5. 消化器疾患

D. 腸疾患　j 便秘症　l 鼠径ヘルニア
E. 肝臓疾患　d 肝硬変，門脈圧亢進症　g 肝血管腫，肝嚢胞

便秘症

便秘症は，便が腸管内に停滞することにより排便回数が減少し，便の水分量が減少して硬くなり，排便困難をきたした状態．腸管の狭窄・閉塞による器質性（大腸癌など）と蠕動異常による機能性（抗コリン薬，向精神薬，鎮咳薬の副作用，ストレスなど）がある．排便回数と性状を聴取し，便潜血検査や下部消化管内視鏡検査で器質的なものを除外する．便秘と下痢と繰り返す場合は過敏性腸症候群も考慮する．また，下剤を乱用したり便意を我慢していると直腸に便が貯留しても便意を感じなくなるので，便意を我慢しないことが重要である．食物繊維を多くとるように指導する．また，適度の運動も腸管運動を促す．器質的なものは原因を治療する．治療薬は塩類下剤（酸化マグネシウムなど）を基本とし，症状に応じて膨張性下剤，粘滑性下剤，刺激性下剤を用いる．

鼠径部ヘルニア

鼠径部から腸管が脱出したものである．

【成因・病態生理】鼠径部には外鼠径輪と内鼠径輪があり，内鼠径輪から外鼠径輪に腸管が脱出したものを外鼠径ヘルニア，直接鼠径三角に脱出したものを内鼠径ヘルニアという．通常は鼠径部に腫瘤を認める以外の症状はないが，腸管が嵌頓して通過障害を起こすと局所疼痛，イレウス症状を起こす．

【診断】男性に多い．鼠径部に突出した腸管を腫瘤として触れ，圧迫すると環納される．また立位で突出，仰臥位で環納されることが多い．腹部エコー検査，CT 検査で診断を確定する．まれに腸管が脆弱な腹壁から大腿三角部に脱出することがある．これを大腿ヘルニアといい女性に多く，鑑別を要する．

【治療】脱腸帯で圧迫・整復することもあるが，嵌頓・イレウスを起こすことがあるので早期の手術が望ましい．整復後に鼠径輪縫宿術を行う．

【予後】嵌頓・イレウスを起こさなければ予後良好である．手術によりほぼ完治する．

門脈圧亢進症

門脈圧亢進症は，肝硬変や肝外門脈・肝静脈閉塞症などでみられるが，これらを伴わないものを特発性門脈圧亢進症という．症状，診断，治療は肝硬変の場合に準ずるが，脾動脈塞栓術や脾摘が食道静脈瘤や血小板減少症に有効である．

肝嚢胞

肝嚢胞は，漿液性の内容液を有する肝臓内の嚢状の良性病変である．無症状で先天的なものが多く，健診などのエコー検査で偶然にみつかることが多い．エコー検査では無エコー域として認められる．通常は治療を必要としないが，大きいものは右季肋部圧迫感を呈することがあり，針やカテーテルで内容液を抜去したり開窓術を行う．

6. 腎泌尿生殖器疾患

A. 糸球体疾患　c 糖尿病性腎症

B. 腎不全　b 慢性腎不全，慢性腎臓病（CKD）

F. 排尿機能障害　a 過活動膀胱

G. 男性生殖器疾患　c 前立腺炎　d 勃起障害（ED）

H. 女性生殖器疾患　b 子宮内膜症　c 子宮筋腫　e 月経前症候群

糖尿病性腎症

　糖尿病性腎症は，網膜症および神経障害とともに糖尿病の三大合併症の一つで，糖尿病性細小血管症の代表である．末期腎不全の主要な原因になる．

【疫学】2012 年の調査では，透析導入患者 38,165 人のうち糖尿病性腎症が 16,971 人（44.1％）で，透析導入時の平均年齢は 66.68 歳であった．

【成因と病態生理】高血糖による糖蛋白代謝異常や糸球体の過剰濾過が原因になる．細小血管障害が起こり，びまん性または結節性の糸球体硬化症を主体に，動脈硬化や間質線維化が生じる．

【症状】慢性の長期糖尿病罹病期間を経てアルブミン尿が出現し，腎症が発症する．その後，アルブミン尿が増加して腎機能が低下し，最終的には末期腎不全になる．

【診断】5 年以上の糖尿病罹病期間があり，血圧が高値でかつ網膜症のある病患者で，血尿が陰性で微量アルブミン尿や蛋白尿が陽性であれば糖尿病性腎症と診断される．進行するにつれ，推算糸球体濾過量（eGFR）が低下する．

【治療】血糖の管理が重要で，HbA1c 値 6.5％未満を目標とする．高血圧，高脂血症の管理も行う．顕性蛋白尿があれば，蛋白制限食も必要になる．不可逆的な腎不全になった場合には透析療法が必要になる．

【経過・予後】糖尿病性腎症は慢性的な経過をたどり，徐々に進行する．腎不全になって透析療法導入後の 50％生存年数は約 5 年と不良である．

慢性腎臓病

　慢性腎臓病（chronic kidney disease; CKD）は，①腎機能の指標である糸球体ろ過量（GFR）の低下か，②腎臓の障害を示唆する所見（蛋白尿，血尿などの尿異常，片腎や多発性囊胞腎などの画像異常，血液生化学検査でクレアチニンや電解質の異常，腎生検病理組織異常など）が，3 か月以上慢性的に持続する病態をいう．

【疫学】わが国における慢性腎臓病患者数は約 1,330 万人と推計されている．加齢とともに腎機能が低下するため，患者の多くは高齢者である．

【成因と病態生理】糖尿病性腎症，腎硬化症など，生活習慣病や加齢に伴って発症することが多い．種々の糸球体腎炎，多発性囊胞腎，ループス腎炎などの難治性・進行性疾患が原因になることもある．

【症状】蛋白尿，糸球体ろ過量の低下がある．進行すると高血圧，貧血，酸塩基平衡異常，水・電解質異常，骨ミネラル代謝異常なども現れる．

【診断】蛋白尿か腎機能低下のいずれか，または両方が 3 か月以上持続することから診断される．糸球体ろ過量に基づいて，病期 1～5 の 5 段階に重症度が分類される．

【治療】禁煙，規則正しい生活習慣を指導する．食塩や蛋白の過剰摂取を控え，血圧を管理する．

【経過・予後】蛋白尿やアルブミン尿が多いほど末期腎不全へ進展しやすく，心臓血管病発症の危険性も高い．また，糸球体ろ過値（GFR）が低く，ステージが進行するほど，末期腎不全への進展や心臓血管病発症の危険性が高くなる．

過活動膀胱

尿意切迫感があり，頻尿や夜間頻尿を伴う病態を過活動膀胱という．

【疫学】40 歳以上の男女の約 14.1％に過活動膀胱症状があり，わが国では約 1,040 万人が罹患していると推計される．

【成因と病態生理】脳血管障害や脊髄障害などによる神経因性と，神経学的異常がなく，原因が不明な非神経因性がある．

【症状】我慢できない尿意が急に起こり，すぐにトイレに行かないと漏れそうになる．切迫性尿失禁を伴うこともある．

【診断】症状を聞き取って診断するが，尿検査，残尿量測定，腹部超音波検査などで他の器質性疾患を除外する必要がある．過活動膀胱の質問票として過活動膀胱症状スコアがあり，症状の定量化，重症度，治療の効果判定に用いられる．

【治療】抗コリン薬や β3 作動薬などの薬物療法と，生活指導，膀胱訓練，骨盤底筋訓練などの行動療法が行われる．夜間頻尿がある患者では，夕方以降は飲水過多にならないよう注意する．トイレの位置，ポータブルトイレや採尿器の利用など，排泄環境を整備する．

【経過・予後】改善には時間がかかり，かつ薬物治療の中止後に再発することも多い．

前立腺炎

前立腺に起こる炎症で，Ⅰ．急性細菌性前立腺炎，Ⅱ．慢性細菌性前立腺炎，Ⅲ．慢性前立腺炎／慢性骨盤痛症候群，Ⅳ．無症候性炎症性前立腺炎の 4 つのカテゴリーがある．

【疫学】50 歳未満の男性の前立腺疾患でもっとも頻度が高い．50 歳以上では，前立腺疾患のうち，前立腺肥大症，前立腺癌に次いで多くみられる．

【成因と病態生理】急性細菌性前立腺炎の原因はグラム陰性桿菌による細菌感染が多く，大腸菌感染が約 60％を占める．慢性細菌性前立腺炎の発症原因は不明である．

【症状】腹部や会陰に疼痛があり，頻尿，残尿感，排尿困難などの排尿症状を伴う．

【診断】症状を確認し，直腸診で前立腺を触診する．尿検査，炎症反応（白血球，CRP）や前立腺特異抗原 PSA 検査を行う．また，腹部超音波検査，残尿量測定などを行って原因となる疾患を診断する．

【治療】急性細菌性および慢性細菌性前立腺には抗菌薬で治療を行う．慢性前立腺炎／慢性骨盤痛症候群は対症療法が中心になる．無症候性炎症性前立腺炎は積極的な治療を行わず，経過を観察する．

【経過・予後】慢性前立腺炎は寛解と増悪を繰り返す．長時間の坐位や寒冷曝露を避ける，アルコールや刺激物を控える，適度な運動と保温を心がけるなどの指導を行う．

勃起障害

満足な性行為を行うのに十分な勃起が得られないか維持できない状態が，持続または再発する状態を

勃起障害（erectile dysfunction; ED）という.

【疫学】心因性のことが多く, 特に若い年代にみられる. 器質性 ED も最近増加している. 加齢に伴い, 糖尿病などの器質的疾患によるものも増えている.

【成因と病態生理】ED は, 精神的な問題による心因性（機能性）と, 身体の器質的障害による器質性（身体性）に大別できるが, 病因が混在することも少なくない. リスクファクターとして, 加齢, 糖尿病, 肥満, 心血管疾患, 高血圧, 喫煙, テストステロン低下, 慢性腎臓病, 下部尿路疾患, 神経疾患, 外傷, 手術, 薬剤, 睡眠時無呼吸症候群などがある.

【症状】満足な性交渉ができない.

【診断】医療面接で, パートナーとの関係, 既往歴, 合併症, 使用薬剤などを聴取する. 勃起, オルガスム, 性欲, 性交の満足度, 全般満足度などについての勃起機能問診票を用いて確認する.

外性器, 精巣, 前立腺を診察して器質的疾患を診断する. また, 尿検査, 血糖値など血液生化学検査, 内分泌学的検査（テストステロン, 黄体形成ホルモン, 卵胞刺激ホルモンなど）を行う.

【治療】生活習慣を改善し, ED のリスクファクターを排除するよう指導する. 薬物療法では, ホスホジエステラーゼ 5（PDE 5）阻害薬, テストステロンなどが用いられる.

【経過・予後】ED は血管内皮障害を引き起こす疾患の初期症状とされ, 心血管疾患発症の予測マーカーと考えられる. 冠動脈疾患患者の ED 罹患率は 67〜100％で, 冠動脈疾患が発現する 2〜3 年前に ED を自覚するともいわれる.

子宮内膜症

子宮内膜症は, 子宮内膜またはその類似組織が子宮外の骨盤内で発育し増殖する疾患である.

【疫学】有病率は生殖年齢女性の約 7〜10％と推定される.

【成因と病態生理】月経血が腹腔内に逆流して子宮内膜細胞が生着する子宮内膜移植説や, 腹膜や卵巣上皮が子宮内膜組織に化生する体腔上皮化生説があるが, 成因は確定していない.

【症状】月経困難症, 慢性骨盤痛, 性交時痛などの疼痛があり, 不妊になることもある.

【診断】疼痛の経過, 発症時期, 部位などを確認し, 内診で子宮の可動性制限やダグラス窩の硬結などを診察する. 超音波検査, MRI 検査などを行って診断を確定する.

【治療】疼痛には鎮痛薬服用や内分泌療法が行われるが, 手術が必要なこともある.

【経過・予後】鎮痛薬のみでの管理では子宮内膜症が進行する可能性があり, 必要に応じて内分泌療法や, 手術を行う.

子宮筋腫

子宮筋腫は, 子宮から発生し, 平滑筋由来の腫瘤を形成する良性腫瘍である.

【疫学】35 歳以上の女性の約 20〜30％, 40 歳以上では約 40〜50％にみられる.

【成因と病態生理】エストロゲン依存性の良性腫瘍である. 子宮は外側から漿膜, 筋層, 内膜の 3 層構造で構成されており, 筋腫の発生部位によって, それぞれ「漿膜下筋腫」「筋層内筋腫」「粘膜下筋腫」に分類される.

【症状】月経時以外の出血（不正出血）, 下腹部痛, 月経時の痛み（月経困難症）, 腰痛がある. 不正出血が続くと鉄欠乏性貧血を伴う. 子宮筋腫が膀胱を圧迫すると, 頻尿, 尿閉, 尿失禁をきたすことがある.

また，子宮内膜の変形があると不妊の原因になることもある．

【診断】腹部触診，内診で腫瘤を触知する．超音波検査や MRI 検査で腫瘤を確認する．手術標本の病理組織検査で確定診断できる．

【治療】症状が強ければ，ホルモン療法や手術を行う．鉄欠乏性貧血には鉄剤で治療する．

【経過・予後】閉経すると症状は軽快し，筋腫のサイズは徐々に縮小する．このため，巨大な腫瘤でなければ経過観察でもよい．10cm 以上の筋腫は症状が出現する可能性が高く，慎重に経過を観察し，必要に応じて治療する．

月経前症候群

　月経の 3〜10 日前の黄体期に続く精神的あるいは身体的症状で，月経が発来するとともに減退ないし消失するものである．

【疫学】女性の約 50% が経験し，重篤なものは約 5〜10% 程度とされる．

【成因と病態生理】原因は不明であるが，卵胞ホルモン（エストロゲン）と黄体ホルモン（プロゲステロン）の不均衡説，中枢ホルモン異常説，精神的葛藤説などが考えられている．

【症状】いらいら，のぼせ，下腹部膨満感，下腹部痛，腰痛，頭重感，怒りっぽくなる，頭痛，乳房痛，落着かない，憂うつなど，多彩な症状がある．

【診断】基礎体温表をつけてもらい，症状の発現と消失を関連づけて観察する．女性ホルモンを検査するため，黄体期での血中エストラジオール（E_2），プロゲステロン（P）を測定する．器質的疾患を除外するには，超音波断層検査や MRI 検査を行う．

【治療】運動療法，食事，生活指導を行って精神の安定化を図る．心因性・精神的な要素もあり，十分なカウンセリングを行う．症状に応じて，抗不安薬，鎮痛薬，漢方薬などによる治療を行う．

【経過・予後】予後はよいが，症状は完治せずに周期的に繰り返す場合が多い．

7．血液・造血器疾患

| B．白血球疾患　　d　多発性骨髄腫 |
| D．出血性素因　　c　播種性血管内凝固症候群（DIC） |

多発性骨髄腫

　免疫グロブリンを産生する形質細胞が腫瘍性に増殖する疾患である．骨髄腫細胞の増殖による症状に加えて，免疫グロブリンの増加による症状が発現する

【疫学】40歳未満での発症はまれで，年齢が進むにつれて発症数が増加し，わが国では年間に人口10万人あたり約5人発症する．男性にやや多く，2018年の統計では，男性2,114人，女性2,095人，合計4,209人が多発性骨髄腫で死亡している．

【成因と病態生理】放射線や化学物質などの環境因子が遺伝子，染色体に傷害を与えて発病する可能性があるが，明確な成因は不明である．骨髄で骨髄腫細胞が増加するにつれ，正常の造血細胞が障害され，赤血球減少による貧血，白血球減少による反復性感染，血小板減少による出血傾向がみられる．また異常な免疫グロブリンが過剰に産生されて，免疫異常による易感染性，腎機能障害，血液粘度亢進による血液循環障害なども起こる．さらに骨破壊により病的骨折，高カルシウム血症が起こりやすくなる．

【症状】倦怠感や易疲労感，息切れ，腰痛など疼痛，むくみなど，腫瘍に伴う症状や，貧血，骨折，腎障害，易感染性による症状などがみられる．

【診断】倦怠感や腰痛などの症状に加え，検査を行って診断する．

　①尿検査：ベンス-ジョーンズ蛋白が陽性になる．

　②血液検査：赤沈の亢進，貧血，白血球減少，血小板減少．

　③血液生化学検査：蛋白増加，BUN，クレアチニン，Ca高値．

　④血清蛋白電気泳動，血清蛋白免疫電気泳動：M蛋白検出．

　⑤骨髄検査：骨髄腫細胞の増加（写真）．

　⑥骨エックス線検査，CT検査，MRI検査：骨打ち抜き像（写真），骨融解像，椎骨圧迫骨折などの所見．

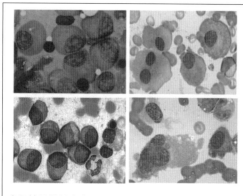

多発性骨髄腫患者の骨髄中にみられた骨髄腫細胞

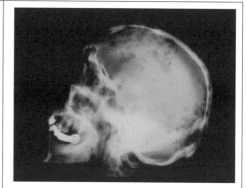

多発性骨髄腫患者頭部エックス線写真にみられた骨打ち抜き像

【治療】多発性骨髄腫に対しては，分子標的薬，抗がん薬，副腎皮質ステロイド薬などによる化学療法が基本になる．年齢や症状によっては自家末梢血幹細胞移植も行われる．骨病変には放射線照射を行うこともある．

さらに貧血に対する輸血，感染症に対する抗菌薬治療，高カルシウム血症に対するビスホスホネート製剤投与など補助療法も重要である．転倒を予防して病的骨折を防ぐなどの生活上の注意も必要である．

【経過・予後】予後不良の疾患であるが，分子標的治療薬や自家末梢血幹細胞移植などの新しい治療法の導入で予後は改善されてきている．2009〜2011年に診断された患者の5年生存率は男性約41.6%，女性約43.6%，合計で約42.8%であった．死因は腫瘍死が多く，次いで感染症の合併，腎障害，出血などである．

播種性血管内凝固症候群

播種性血管内凝固症候群（disseminated intravascular coagulation; DIC）では，敗血症や悪性腫瘍などの基礎疾患がある患者において，血液の凝固が亢進して全身の微小血管内に多発性に血栓が形成されて臓器の障害を起こす．一方，それに伴って線溶系が亢進し，かつ血栓形成の際に血小板と血液凝固因子が消費され，逆に止血が障害されて出血傾向を起こす．すなわち，DICは過剰な血栓形成と，出血傾向という，複雑で重篤な病態である（止血機構，線溶系については教科書p231〜232参照）．

【疫学】わが国のDIC患者数は年間約73,000人程度とされる．

【成因と病態生理】DICを起こす代表的な基礎疾患として，重症感染症，白血病など造血器悪性腫瘍，固形癌，組織損傷（外傷，熱傷など），産科合併症（常位胎盤早期剥離，羊水塞栓など），手術後などがあげられる．

【症状】基礎疾患の症状に加え，出血症状と，多発性血栓による臓器症状がある．

①出血症状：血小板減少に伴う紫斑や鼻出血などの皮膚粘膜出血，血液凝固因子低下に伴う広範な紫斑や皮下筋肉内出血などの深部出血，さらに線溶活性亢進に伴う頭蓋内出血などの出血傾向が種々の程度にみられる．

②血栓傾向：血栓が形成される部位によって，それぞれの臓器に特徴的な虚血症状が現れる．中枢神経系では昏睡や麻痺などが，腎臓では乏尿や無尿，呼吸器では肺塞栓症状や成人呼吸促迫症候群などが，消化器では腹痛や下血が，副腎では副腎機能不全がみられるなど，多彩な症状がみられる．

【診断】基礎疾患の存在を診断するとともに，血小板減少や血液凝固異常，線溶異常などの検査を行って診断する．スクリーニング検査として，プロトロンビン時間（PT），活性化部分トロンボプラスチン時間（APTT），フィブリノーゲン，血小板数，フィブリン分解産物（FDP），D-ダイマーの測定を行い，必要に応じてさらに詳しい血液凝固・線溶系の検査を行う．

【治療】基礎疾患の治療，抗凝固療法，補充療法が基本となる．基礎疾患の治療は，各基礎疾患に応じて，抗がん薬や抗菌薬などで治療される．抗凝固療法には，ヘパリン，合成蛋白分解酵素阻害薬，組換え型トロンボモジュリン製剤などが用いられる．補充療法としては，血小板製剤で減少している血小板を補ったり，凝固因子全般を補うための新鮮凍結血漿製剤などが使用される．

【経過・予後】予後はほとんどが基礎疾患による．DICの寛解率は50%ぐらいとされ，重篤な病態といえる．

8. 代謝・栄養疾患

A. 糖代謝異常　b 低血糖症	
D. 金属代謝異常　b ヘモクロマトーシス　c 亜鉛欠乏症	
E. その他　b メタボリックシンドローム	

低血糖症

　血糖値が正常下限値を下回り，その際にみられる症状を低血糖症という．一般には血糖値が 70mg/dL 以下の場合に，低血糖症として扱う．

【疫学】糖尿病の薬物療法が発展するに伴い，薬剤性（医原性）の低血糖症の発生頻度が高くなっている．

【成因と病態生理】低血糖症を起こす原因として，インスリンや経口血糖降下薬の使用が多い．そのほか，アルコール，胃切除，インスリン自己抗体，インスリノーマ，食後反応性低血糖などもある．

【症状】血糖値が 70mg/dL 以下になると，エネルギー不足による脱力・空腹感や，冷汗，動悸，振戦などの自律神経症状がみられる．血糖値が 50mg/dL 以下になると，異常行動，けいれん，意識低下，昏睡など中枢神経症状が現れる．

【診断】血糖値を検査する．原因を究明するために，血中インスリン，C-ペプチド，下垂体ホルモン，副腎皮質ホルモンなどの内分泌機能を検査する．

【治療】意識が保たれている場合には，10〜20g のグルコースを経口投与する．砂糖，ジュース，キャンデーなどを摂取させてもよい．意識障害があって経口投与が不可能な場合には，50%グルコース液を静注する．

【経過・予後】いったん症状が回復しても，再発したり遷延することがあるため，注意深い経過観察と処置が必要になる．

ヘモクロマトーシス

　全身臓器に鉄が過剰に蓄積し，臓器障害をきたす疾患である．

【疫学】鉄代謝関連遺伝子の変異による遺伝性と，慢性貧血の患者に対する頻回の赤血球輸血などによる後天性のヘモクロマトーシスがある．わが国では遺伝性はきわめてまれで，後天性のものがほとんどである．

【成因と病態生理】鉄沈着による臓器障害により，肝機能障害や肝硬変，肝癌，皮膚色素沈着，糖尿病，心筋障害，甲状腺機能低下症，性腺機能低下症，下垂体機能低下症，腹痛，関節症などがみられる．

【症状】体重減少，倦怠感，脱力感などの非特異的症状のほか，動悸，腹痛，無月経，性欲減退，手関節などの疼痛や腫脹などの症状がみられることがある．

【診断】血清鉄高値，トランスフェリン飽和度上昇，血清フェリチンの著明上昇からヘモクロマトーシスが疑われ，肝生検を行って鉄沈着を証明する．

【治療】瀉血や鉄キレート剤を使って鉄を除去する．

【経過・予後】経過観察する際には，糖尿病，肝硬変，心不全，不整脈などの合併症に注意する．肝癌の合併率が 30%と高率であり，死因は肝癌，循環器疾患，肝硬変の順に多い．

亜鉛欠乏症

亜鉛は酵素の構成成分として，また DNA 合成にも不可欠であり，吸収障害や供給不十分によって亜鉛が不足して引き起こされる病態をいう．

【疫学】先天性と後天性がある．

【成因と病態生理】先天性では腸性肢端皮膚炎がある．後天性では吸収不良症候群，クローン病，胃腸手術後，薬物などがある．完全静脈栄養で亜鉛が添加されていない場合には医原性の亜鉛欠乏症をきたす．熱傷，アルコール多飲，肝硬変，ネフローゼ症候群などでは，亜鉛が過剰に喪失されて欠乏症になりうる．

【症状】骨・関節の異常，成長・発育遅延，皮膚症状（皮膚炎，発疹，脱毛），味覚・嗅覚低下，食欲不振，夜盲症，創傷治癒遅延，耐糖能障害，性腺機能障害，情緒不安定，下痢，免疫不全などの症状がみられる．

【診断】血清亜鉛濃度が 12μmol/L(70μg/dL) 未満，または血清濃度の亜鉛/銅比の低下（0.7 以下）を亜鉛欠乏症と診断する．

【治療】硫酸亜鉛を投与する．亜鉛を多く含む食品には，玄米，小麦胚芽，豆類，牛肉，牡蠣などがあり，摂取を勧める．

【経過・予後】亜鉛を補充すると，症状が軽快する．

メタボリックシンドローム

遺伝的素因を背景に，過食や運動不足などの不適切な生活習慣によって腹部肥満が生じ，インスリン抵抗性，高インスリン血症，低アディポネクチン血症などを介して血圧上昇，耐糖能異常，脂質異常が集積して動脈硬化状態を促進する病態をいう．

【疫学】 2006 年厚労省の調査によると，40〜74 歳でメタボリックシンドロームが強く疑われる人は約 960 万人，その予備群に該当する人は約 980 万人であった．このうち，メタボリックシンドロームが強く疑われる人の比率では，男性 24.4%，女性 12.1%，予備群は，男性 27.1%，女性 8.2% であった．すなわち，男性の 2 人に 1 人，女性の 5 人に 1 人がメタボリックシンドローム，あるいはその予備群に該当するといえる．

【成因と病態生理】高血圧，糖尿病，高脂血症，肥満症などが動脈硬化の危険因子になり，とくに内臓脂肪の蓄積が重要な因子である．

【症状】肥満に加え，血圧，脂質，血糖値の異常がある．

【診断】内臓脂肪面積 $100cm^2$ に相当する腹囲径として，男性 85cm 以上，女性 90cm 以上を必須項目として，血圧高値（収縮期血圧 130mmHg かつ／または拡張期血圧 85mmHg 以上），血糖高値（空腹時血糖 ≧110mg/dL），脂質異常（TG≧150mg/dL かつ/または HDL−C＜40mg/dL）の 3 つのうち 2 つ以上該当するものをメタボリックシンドロームと診断する．

【治療】肥満症を改善することが治療の基本であり，食事・運動療法の維持が必須になる．高血圧，糖尿病，脂質異常症がある場合には，それぞれに対する治療を並行して行う．

【経過・予後】2008 年から生活習慣病予防を目的として，市町村や健康保険組合などによる特定健診・特定保健指導が開始されている．メタボリックシンドロームへの保健指導により，約 30% の対象者が減量に成功した．そして，3〜5% 程度の減量でも，血圧，血糖，脂質などが改善した．

9. 内分泌疾患

A. 下垂体疾患　a 下垂体腺腫　①高プロラクチン血症　④非機能性下垂体腺腫（シモンズ病）
　　c シーハン症候群
B. 甲状腺・副甲状腺疾患　d 甲状腺癌　e 副甲状腺機能亢進症　f 副甲状腺機能低下症
D. 膵内分泌疾患　a インスリノーマ　b グルカゴノーマ　c ガストリノーマ

下垂体腺腫・シモンズ病

　副腎皮質刺激ホルモン（ACTH），甲状腺刺激ホルモン（TSH），成長ホルモン（GH），黄体化ホルモン（LH），卵胞刺激ホルモン（FSH），プロラクチン（PRL）を分泌する下垂体前葉細胞から生じる良性腫瘍を下垂体腺腫という．下垂体腺腫は，ホルモン過剰症として発症する機能性下垂体腺腫と，下垂体機能低下症や視力視野障害で発症する非機能性下垂体腺腫に分けられる．

【疫学】原発性脳腫瘍の約 20％ を占め，このうち機能性腺腫が約 50～60％，非機能性腺腫が約 30～40％ である．機能性腺腫では，プロラクチン産生腺腫が約 25％，成長ホルモン産生腺腫が約 20％，副腎皮質刺激ホルモン産生腺腫が約 5％，甲状腺刺激ホルモン産生腺腫が約 1％ 程度である．

【成因と病態生理】下垂体の前葉に由来する良性腫瘍である．1914 年にドイツのシモンズが高度の衰弱状態を伴った汎下垂体機能低下症例を初めて記載し，シモンズ症候群ともよばれたが，誤解釈もあり，現在ではシモンズ症候群という名称は用いられない．

【症状】機能性腺腫でのホルモン過剰症では，過剰に分泌されるホルモンにより，クッシング病（教科書 p99）や先端巨大症（教科書 p100）など，多彩な症状が現れる．

　非機能性腺腫による下垂体機能低下症では，耐寒能の低下，全身倦怠感，活動性低下など，下垂体ホルモンの低下による症状が現れる．また，下垂体のすぐ上方にある視神経を圧排し，典型例な視野障害として両耳側半盲がみられる．

【診断】各ホルモン定量と負荷試験を含めた内分泌学的検査と，CT や MRI 検査で腫瘍を診断する．

【治療】外科手術が基本になる．薬物療法は，プロラクチノーマ，先端巨大症，クッシング病に行われることがある．下垂体機能低下症のある患者には，年齢，性別，生活活動などに応じてホルモンの補充療法を行う．

【経過・予後】良性腫瘍であり，5 年生存率は 97％ を超える．

高プロラクチン血症

　下垂体からプロラクチン（乳汁分泌ホルモン）が過剰に分泌されて血中プロラクチンが増加し，性腺機能が低下した病態である．

【疫学】1999 年度の厚労省による全国調査では，高プロラクチン血症は約 12,400 名と推計されている．女性の無月経患者の 20～40％ が高プロラクチン血症で，そのうち約 30％ がプロラクチノーマとされる．プロラクチノーマは，男女比が約 1：3.6 で，女性では 21～40 歳に多いが，男性では 20～60 歳に均一に発症する．

【成因と病態生理】プロラクチンの分泌過剰は，視床下部における分泌調節機能の異常，下垂体プロラクチン分泌細胞の異常のいずれかによって起こる．原因には，プロラクチン産生下垂体腺腫（プロラクチノ

ーマ），降圧薬や抗うつ薬などによる薬剤性，原発性甲状腺機能低下症，腎不全などで起こる．

【症状】男女ともに性腺機能低下症になる．女性 90％以上の症例で，無月経，月経不順，乳汁漏出，不妊などが認められ，無月経・乳汁漏出症候群ともよばれる．男性では性機能低下，インポテンス，女性化乳房などがみられる．

【診断】血中プロラクチンを数回測定して確認する．甲状腺刺激ホルモン放出ホルモン（TRH）を投与して血中プロラクチンの分泌促進をみる TRH 試験も行われる．プロラクチノーマでは，TRH の刺激でもプロラクチン増加が少ないことから，薬剤性や腎不全などと鑑別できる．CT や MRI 検査で腫瘍を検出する．

【治療】プロラクチノーマによる高プロラクチン血症は，ドパミン作動薬などによる薬物療法と，外科的手術で治療する．プロラクチノーマ以外の下垂体腫瘍や視床下部腫瘍には，手術療法，放射線療法，薬物療法などが行われる．

【経過・予後】女性では，妊娠や分娩によって腫瘍が自然に退縮することもある．薬物療法では，治療を中止すると再発することがあるので，注意する．

シーハン症候群

分娩時大出血に伴う下垂体壊死によって発症する下垂体前葉機能低下症で，1937 年にイギリスのシーハンによって初めて記載された．

【疫学】下垂体前葉機能低下症の患者数は 2011 年度調査で約 17,069 人である．その原因は，下垂体腫瘍，肉芽腫性疾患，自己免疫性炎症性疾患，外傷，手術によるものが多く，シーハン症候群はまれである．

【成因と病態生理】分娩時の大出血またはショックによって下垂体血管に攣縮および二次的に血栓ができ，下垂体の梗塞，壊死が起こり，下垂体前葉機能が低下する．

【症状】汎下垂体機能低下として，下垂体前葉から分泌されるホルモンの欠乏による症状が出現する．プロラクチン欠乏による乳腺分泌不全，乳腺の萎縮がみられる．ゴナドトロピンが欠乏するため，陰毛・腋毛の脱落，二次性徴の退化が起こる．甲状腺刺激ホルモンが欠乏し，皮膚乾燥，耐寒性低下，活動性の低下，便秘など甲状腺機能低下の症状が現れる．副腎皮質刺激ホルモン欠乏症状として，低血圧，易疲労感，全身倦怠感，精神不活発なども認められる．

【診断】下垂体から分泌されるホルモンの定量と，副腎皮質刺激ホルモン放出ホルモン（CRH），甲状腺刺激ホルモン放出ホルモン（TRH），成長ホルモン放出ホルモン（GHRH），黄体化ホルモン放出ホルモン（LHRH）を用いた負荷試験を行って，下垂体前葉ホルモンの予備能が明らかにする．MRI 検査でトルコ鞍空洞（下垂体がトルコ鞍の底に圧排され，鞍内は髄液で満たされている状態）が確認できる．

【治療】副腎皮質ステロイド，甲状腺ホルモン，性ホルモンなどを補充する．

【経過・予後】適切なホルモン補充療法を行えば，経過はよい．

甲状腺癌

甲状腺に発生する癌である．

【疫学】2018 年の厚労省の統計では，1,821 人（男性 586 人，女性 1,235 人）の患者が登録されている．

【成因と病態生理】甲状腺癌は病理組織学的に 4 つの型がある．放射線曝露により，15〜25 年後に年間約 2％の割合で良性・悪性の結節が発生し，特に乳頭癌との関連が強いとされる．髄様癌の約 40％は常

染色体優性（顕性）遺伝によって家族性に発生する.

①乳頭癌：甲状腺の濾胞上皮に由来する悪性腫瘍で，乳頭状に増殖する．甲状腺癌の約 90% ともっとも多い.

②濾胞癌：濾胞上皮に由来する悪性腫瘍で，濾胞構造が基本になるが，充実性，索状に増殖するものもある.

③未分化癌：濾胞上皮に由来するが，細胞の異型性や構造異型性が強く，増殖傾向がきわめて強い.

④髄様癌：甲状腺の傍濾胞細胞（C 細胞）から発生する腫瘍で，カルシトニンを分泌する.

【症状】甲状腺腫瘍は一般的に無症状であるが，甲状軟骨付近に腫瘤を触知する．進行甲状腺癌では，反回神経麻痺による嗄声，気道狭窄による呼吸困難，食道狭窄による嚥下困難などの症状がみられる．また，頸部リンパ節の腫大が認められることもある.

【診断】甲状腺腫瘤の触知，甲状腺ホルモン定量，超音波検査，腫瘤の穿刺吸引細胞診によって診断する.

【治療】外科手術を行う.

【経過・予後】甲状腺悪性腫瘍の予後は病理組織型によって異なる．乳頭癌，濾胞癌は発育が緩慢で，手術後の予後も良好である．未分化癌は発育，進展が早く，予後は不良である．2009〜2011 年に診断された患者の 5 年生存率は約 94.3%（男性 91.3%，女性 95.8%）で，悪性腫瘍のなかでは生存率が比較的高い.

副甲状腺機能亢進症

副甲状腺ホルモン（PTH）の分泌が亢進し，その作用が過剰に発現した病態である．副甲状腺自身の異常によって PTH の分泌が亢進し，高カルシウム血症，低リン血症などをきたす原発性副甲状腺機能亢進症と，血中カルシウムの低下により二次的に PTH 分泌が亢進する続発性副甲状腺機能亢進症がある.

【疫学】原発性副甲状腺機能亢進症は，年間に人口 10 万人に対し 5 人程度が発症する．女性に多く，男女比は約 1：2 で，30 歳以上が大半である．40〜60 歳代がもっとも多い.

【成因と病態生理】原発性副甲状腺機能亢進症の大部分は副甲状腺の腺腫によるが，過形成や癌のこともある．過形成の場合は多発性内分泌腫瘍症（MEN）が疑われる．続発性副甲状腺機能亢進症は，慢性腎不全透析患者やビタミン D 欠乏状態などが原因になる.

【症状】PTH の過剰は，骨吸収を促進してカルシウムを血中に動員し，かつ尿中カルシウム排泄の増加をもたらす．その結果，高カルシウム血症，線維性骨炎，骨密度の低下，尿路結石の原因となる.

【診断】血清カルシウム，リン血症，PTH 濃度を測定する．頸部超音波検査，シンチグラフィーなどで副甲状腺病変の画像診断を行う.

【治療】原発性副甲状腺機能亢進症では，副甲状腺病変を外科的に切除する．出術不能または術後再発患者において高カルシウム血症がある場合には，カルシウム感知受容体作動薬などの薬物療法を行う．骨密度の低下が著しい場合は，骨粗鬆症に準じて骨吸収抑制薬で治療する．続発性副甲状腺機能亢進症では，基礎疾患の治療を行う.

【経過・予後】手術により，骨密度の上昇や尿路結石の再発防止効果が認められる.

副甲状腺機能低下症

副甲状腺機能低下症は，副甲状腺ホルモン（PTH）の分泌低下，もしくは標的臓器の PTH 不応性（偽

性）によって PTH の作用が不足し，低カルシウム血症と高リン血症をきたす病態である．

【疫学】まれな疾患で，国内の患者数は 1,000〜1 万人未満と推定される．

【成因と病態生理】副甲状腺機能低下症には，特発性（自己免疫機序の関与が想定される），二次性（手術術後，放射線照射，悪性腫瘍の浸潤など），先天性などがある．偽性副甲状腺機能低下症は遺伝子変異による先天性疾患である．

【症状】無症状のことも多いが，低カルシウム血症に伴う症状として，テタニー，手指や口囲のしびれ感，痙攣などがみられる．偽性副甲状腺機能低下症では，低身長，肥満，中手骨の短縮，皮下骨腫などがみられる（オールブライト遺伝性骨形成異常症）．

【診断】カルシウム，リン，クレアチニン，PTH を測定する．染色体，遺伝子検査を必要に応じて行う．

【治療】低カルシウム血症によるテタニー発作に対しては，カルシウム製剤を静脈注射する．慢性の低カルシウム血症に対しては，活性型ビタミン D_3 製剤を投与する．

【経過・予後】生涯にわたって服薬が必要であるが，適切な治療を行えば，健常人と同様の生活を送ることができる．

インスリノーマ

　インスリンを産生する膵 β 細胞に由来する腫瘍で，インスリンが過剰に産生されて低血糖発作を起こす．

【疫学】年間 100 万人に 1 人程度が発症すると考えられる．あらゆる年代に発症しうるが，好発年齢は 40〜60 歳である．男女比は約 1：1.5 で，女性にやや多い．

【成因と病態生理】膵島に発生する腫瘍で，約 80% は良性で単発であるが，約 10% は多発性，またおよそ 10% が悪性である．多発性内分泌腫瘍（MEN）の部分症のこともある．空腹時に血糖値が低下しているにもかかわらず，インスリン分泌が低下せず，このために低血糖をきたす．

【症状】低血糖に伴い，反応性のカテコールアミン分泌による交感神経亢進症状（頻脈，冷汗，心悸亢進など）と，低血糖による中枢神経症状（異常行動，見当識障害，人格変化など）がみられる．

【診断】血糖値，インスリン値を測定する．造影 CT 検査，超音波検査，動脈造影検査，選択的動脈内カルシウム注入試験，内視鏡的超音波断層検査法などで診断を確定する．

【治療】外科的切除が基本である．悪性インスリノーマで転移している場合には，ソマトスタチンなどを投与してインスリン分泌を抑制する治療も行われる．

【経過・予後】腫瘍を摘出すれば，予後は良好である．

グルカゴノーマ

　グルカゴノーマは，グルカゴンを分泌する膵 α 細胞の腫瘍で，高血糖と特徴的な発疹を起こす．

【疫学】わが国では，現在まで約 200 例が報告されただけで，頻度は低い．好発年齢は 40〜70 歳で，やや女性に多い．

【成因と病態生理】ほとんどが膵臓に原発する．約 52% は悪性である．肝臓への転移が多い．

【症状】グルカゴンの過剰分泌により，特徴的な壊死性遊走性紅斑（殿部や下肢に自然に移動し，激しいかゆみを伴う紅斑）がみられる．貧血，体重減少，耐糖能異常，口内炎などがあり，低アミノ酸血症も認められる．静脈血栓症や精神神経症状（失調症状，認知症，視神経萎縮，近位筋筋力低下など）もみられ

ることがある.

【診断】血漿グルカゴンと血中アミノ酸濃度を測定する．腹部超音波検査，CT，MRI，内視鏡的超音波検査などで局在を確認する．

【治療】外科的切除を行う．内分泌症状を緩和するには，ソマトスタチンアナログが有用である．遊走性壊死性紅斑には，アミノ酸と脂肪酸の定期的静注が行われる．

【経過・予後】肝転移や骨転移を起こすと予後が不良になる．

ガストリノーマ

ガストリンを産生・分泌する内分泌腫瘍である．

【疫学】2002〜2004年にわが国で報告された膵内分泌腫瘍は514例で，うち8.6%がガストリノーマであった．

【成因と病態生理】約80〜90%は膵臓または十二指腸壁に発生する．そのほか，脾門部，腸間膜，胃，リンパ節，卵巣などに発生することもある．約50%は悪性である．患者の約40〜60%に多発性内分泌腫瘍症（MEN）が認められる．

【症状】胃酸が過剰に分泌されるため，消化性潰瘍や逆流性食道炎を発症し，腹痛や胸焼けを起こす．下痢が高頻度にみられるが，過剰に分泌された胃酸によって腸内が酸性となり，膵消化酵素が不活性化することなどが原因とされる．

1955年にアメリカのゾリンジャーとエリソンが，難治性消化性潰瘍，胃酸の過剰分泌，非β細胞由来の膵島腫瘍を3主徴とする症例を報告し，ゾリンジャー–エリソン症候群と呼ばれる．

【診断】血中ガストリン高値と，胃酸分泌亢進の確認を行う．CT，MRI，選択的動脈撮影，選択的動脈内セクレチン注入試験，ソマトスタチン受容体シンチグラムなどで診断を確定する．

【治療】手術で腫瘍を摘除する．胃酸分泌抑制には，プロトンポンプ阻害薬などで薬物療法が行われる．

【経過・予後】5年および10年生存率は，腫瘍を外科的に切除できた場合は90%を超えるが，不完全な切除の場合は，5年生存率が約43%，10年生存率が約25%になる．

10. アレルギー・自己免疫疾患

A. アレルギー性疾患　b 薬物アレルギー　e 花粉症
B. 膠原病と類縁疾患　e シェーグレン症候群　g 線維筋痛症　h 慢性疲労症候群
C. 免疫不全症　a 先天性免疫不全　b 後天性免疫不全　②医原性免疫不全症

薬物アレルギー

　薬剤の投与により，薬理作用とは異なる症状が現れる異常薬物反応の一つで，発症にアレルギー機序が関与するものである．

【疫学】薬物の種類や投与法などによって発生頻度は異なるが，一般的には薬物アレルギーの発生頻度は 3〜7％と考えられ，小児は成人に比して頻度は低い．

【成因と病態生理】発生には特異的 IgE 抗体の関与するものと感作リンパ球が関与するものが多いが，機序が不明なものもある．

　特異的 IgE 抗体の関与する即時型の I 型アレルギーでは，薬剤が注射で与えられた場合には 30 分以内に，経口投与でも多くは 2 時間以内にアナフィラキシー症状が現れる．感作リンパ球の関与する遅延型の IV 型アレルギーでは，一般に薬疹がみられる．

【症状】アナフィラキシーは急速に症状が進行し，紅斑，じん麻疹などの皮膚症状に続いて，喘鳴，胸内苦悶，冷汗，意識レベル低下などが起こり，致命的になることもある．薬疹では，湿疹型，播種状紅斑丘疹型，多形紅斑型，紅皮症型，固定薬疹，光線過敏型など，さまざまな皮疹が現れる．

【診断】薬剤の使用，薬剤投与から発症までの時間，症状などを確認する．原因薬剤を特定するには，I 型アレルギーには即時型皮膚反応（プリックテスト，皮内反応）などが，IV 型アレルギーでは遅延型皮膚反応を調べるパッチテストが行われる．薬物を用いたリンパ球刺激試験（DLST）も参考になる．

【治療】原因と考えられる薬剤は全て中止し，症状に対して対症療法を行う．アナフィラキシーに対しては，アドレナリンを速やかに筋注する．

【経過・予後】薬物アレルギーで生じた症状が軽快した後は，原因薬物や類似薬を使用しないようにして再発を予防する．

花粉症

　花粉によって引き起こされる I 型アレルギーで，鼻と眼に主症状が現れる．

【疫学】わが国ではスギ花粉症患者が増加し，有病率は約 10％に達し，感作率は 20％を超えていると推定されている．発症年齢は，20〜30 歳代にピークがある．

【成因と病態生理】スギ，ヒノキ，ブタクサ，シラカバ，カモガヤなどの花粉に対するアレルギー反応として発症する．

【症状】花粉の飛散時期に一致して，鼻と眼のアレルギー症状が出現する．鼻症状は，くしゃみ，水性鼻汁，鼻閉が 3 主徴である．眼症状は，瘙痒，眼瞼結膜充血，流涙，異物感などである．花粉飛散量が多いときには，全身倦怠感，熱感，寒気，頭痛，めまいなどの全身症状を認めることもある．

【診断】特徴的な症状があれば花粉症が考えられ，鼻汁好酸球検査，皮膚テスト，血清特異的 IgE 抗体検査，誘発テストなどを行って確定診断する．

【治療】外出の際にはゴーグルやマスクを着用し，外出から帰宅後は洗顔やうがいをするなど，花粉を回避する．症状によっては根治療法として減感作（免疫）療法が行われる．薬物療法では，抗アレルギー薬，抗ヒスタミン薬や局所ステロイド薬などが使われる．

【経過・予後】花粉飛散のシーズンごとに症状を繰り返すが，免疫療法，花粉曝露を避ける生活習慣の改善，対症療法などを行えば，症状は軽減していく．

シェーグレン症候群

涙腺や唾液腺などの外分泌腺にリンパ球が浸潤して腺組織を破壊し，涙液や唾液の分泌が低下する疾患である．1933年にスウェーデンの眼科医ヘンリック・シェーグレンによって報告された．

【疫学】2011年の厚労省のデータでは，患者数は約68,000人と報告されている．ただし，潜在的な患者まで含めると，10〜30万人と推定される．年齢では50歳代にピークがある．男女比は約1：17で，女性に多い．

【成因と病態生理】遺伝的要因，環境要因，免疫異常，女性ホルモンなどの要因が関連し合って発症する自己免疫疾患であると考えられる．乾燥症候群が単独にみられる原発性と，関節リウマチや全身性エリテマトーデスなど，ほかの膠原病の合併がみられる続発性とに分類される．

【症状】涙腺炎と唾液腺炎による腺症状として，眼の異物感，羞明，充血（眼球乾燥症，ドライアイ），口腔の乾燥感（ドライマウス，口腔乾燥症），齲歯の増加がみられる．病変が全身諸臓器に及ぶと，腺外症状として，発熱，唾液腺腫脹，リンパ節腫脹，関節炎，筋炎などがみられる．さらに進行すると，間質性肺炎，間質性腎炎，末梢神経障害，自己免疫性肝炎，胆汁性肝硬変症なども認められる．

【診断】乾燥症状のある患者において，生検病理組織（口唇腺または涙腺），口腔検査，眼科検査，自己抗体（抗SS-A抗体または抗SS-B抗体など）検査を行って診断する．唾液分泌はガムテスト，涙液分泌はシャーマーテストなどで評価する．

【治療】腺病変に対しては唾液分泌刺激薬，人工涙液点眼などで乾燥症候への対症療法が中心になる．腺外病変に対しては，副腎皮質ステロイド薬や免疫抑制薬などの薬物療法が行われる．

【経過・予後】生命予後はよい．

線維筋痛症

全身性のこわばりと，頸部や四肢などの限局部位に圧痛が認められる慢性の疼痛疾患で，1981年にヤヌスらによって一つの疾患として提唱された．

【疫学】詳細は不明であるが，2016年現在，わが国の患者数は約200万人と推定されている．40〜50歳代の女性に多い．

【成因と病態生理】原因は不明であるが，中枢神経系・内分泌系・免疫系の異常，心因性ストレスが病因であると考えられる．

【症状】多発性の筋・骨格痛，疲労感，睡眠障害があり，特に肩腕・背部のこわばりと痛みが多い．

【診断】米国リウマチ学会の診断予備基準（2010年）では，3か所以上の疼痛の存在，疼痛以外の重要な随伴症状（疲労感，起床時の不快感，認知症状）とともに多彩な身体・神経・精神症状が一定以上のスコアで存在し，かつ慢性疼痛を説明する他の疾患が除外できるものとされている．

【治療】抗うつ薬や精神安定薬で対症治療を行う．

【経過・予後】疼痛や疲労の完全な回復を期待せず，症状の緩和を目標にする．

慢性疲労症候群

それまで健康だった人に著しい疲労感や倦怠感が出現して持続し，日常生活に支障がある原因不明の症候群である．

【疫学】詳細は不明であるが，わが国では約30〜40万人の患者がいると推定され，20〜50歳代に多い．男女比は約1：2で，女性に多い．

【成因と病態生理】遺伝的素因，微生物や毒素，身体的・精神的要因などが想定されるが，明確な原因は不明である．線維筋痛症と慢性疲労症候群は相互に併存しやすく，慢性疼痛か疲労・倦怠感のいずれが主徴候になるかの表現型の違いとも考えられている．

【症状】日常生活を送れないほどの重度の疲労感が6か月以上続く．疲労感以外にも，筋肉痛，筋力低下，睡眠障害，思考力低下，集中力低下，抑うつ症状などがあり，37℃台の微熱や咽頭炎，リンパ節腫大を伴うこともある．

【診断】厚労省の臨床診断基準（2013年改定）では，既存の疾患では説明できない激しい疲労・倦怠感が6か月以上持続し，多彩な自覚的身体・神経・精神症状とともに，他覚的所見である微熱，頸部リンパ節腫脹，筋力低下などが認めるものとしている．疲労感や倦怠感を伴う疾患は感染症，悪性腫瘍，膠原病，うつ病など，数が多く，ほかの疾患を除外することが重要である．

【治療】根本的な治療法はなく，対症的に治療する．

【経過・予後】治療期間は長期に及ぶことがあることもあり，徐々に社会復帰を目指す．

先天性免疫不全症

病原体に対する防御・免疫システムのいずれかに先天的な欠陥があり，易感染性を示す疾患群である．重篤または反復する感染症（日和見感染症を含む）に加え，悪性腫瘍や自己免疫疾患を合併することもある．

【疫学】人口10万人あたり約20〜100人の頻度と推定されている．比較的頻度の高いX連鎖無ガンマグロブリン血症と慢性肉芽腫症は，わが国では約500〜1,000人存在すると推定される．もっとも重症な重症複合免疫不全症は，全国で1年間に約200人近くが出生すると推定されている．

【成因と病態生理】免疫系は，大きく自然免疫系と獲得免疫系に区別される．自然免疫系には好中球，食細胞，NK細胞，補体系が含まれる．獲得免疫系には，T細胞を主体とする細胞性免疫，B細胞を主体として抗体産生をつかさどる液性免疫，細胞間相互作用が含まれる．

先天性免疫不全症は，先天的な遺伝子変異によって免疫担当細胞の分化・機能が障害され，B細胞の抗体産生系，T細胞による細胞性免疫系，好中球や補体系などに異常が生じて発症する．易感染性のほか，自己免疫疾患，アレルギー，悪性腫瘍の合併が問題になる．

先天性免疫不全症には多岐にわたる疾患が含まれるため，国際免疫学会では，①複合免疫不全症，②免疫不全を伴う特徴的な症候群，③抗体産生不全症，④免疫調節障害，⑤食細胞数・機能の先天障害，⑥自然免疫異常，⑦自己炎症性疾患，⑧補体欠損症の8つのカテゴリーに分類し，200以上もの疾患を含めている．

【症状】以下のような症状が特徴的である．

①乳児で呼吸器・消化器感染症を繰り返し，体重増加不良や発育不良がある．

②1年に2回以上，肺炎にかかる．

③気管支拡張症を発症する．

④髄膜炎，骨髄炎，蜂窩織炎，敗血症や，皮下膿瘍，臓器内膿瘍などの深部感染症に2回以上かかる．

⑤抗菌薬を服用しても，2か月以上感染症が治癒しない．

⑥重症副鼻腔炎を繰り返す．

⑦1年に4回以上，中耳炎にかかる．

⑧1歳以降に，持続性の鵞口瘡，皮膚真菌症，重度で広範な疣贅（いぼ）がみられる．

⑨BCG接種による重症副反応（骨髄炎など），単純ヘルペスウイルスによる脳炎，髄膜炎菌による髄膜炎，EBウイルスによる重症血球貪食症候群に罹患したことがある．

⑩乳幼児期に感染症で死亡している家族がいるなど，原発性免疫不全症候群を疑う家族歴がある．

【診断】日和見感染の発症，重症感染症を繰り返す，周期的な発熱がある，などが認められる患者において，家族歴，炎症所見の持続などから疑われる．検査では，免疫学的スクリーニング検査（血液検査，白血球分画，免疫グロブリン値定量，T・B細胞数，補体価），感染症の原因検索を行う．さらに，各疾患に特異的な免疫機能検査と，遺伝子検査を行って確定診断する．

【治療】低ガンマグロブリン血症のある原発性免疫不全症には，免疫グロブリンの定期補充療法を行う．複合免疫不全症では，細胞性免疫不全による感染症の予防と治療を行う．病型，重症度に応じて，顆粒球コロニー刺激因子（G-CSF）の定期的投与，アデノシンデアミナーゼ（ADA）酵素製剤，造血幹細胞移植，遺伝子治療などが適宜行われる．重症複合免疫不全症では早期の造血幹細胞移植が必須である．

【経過・予後】感染症が重篤化しやすいため，感染の予防と病原体に即した適切な治療が重要であり，治療が適切でないと重症化する．特に，乳児期早期に発症する重症複合免疫不全症は予後が不良で，速やかな治療が必須である．疾患によっては自己免疫疾患，アレルギー疾患，悪性腫瘍の合併もあるので，慎重に経過を観察する．

医原性免疫不全症

先天性免疫不全に対し，もともと健康であった人が，感染症，悪性腫瘍，自己免疫疾患などに罹患したり，外科手術，放射線照射，薬物使用などに伴って免疫不全になる病態を二次性免疫不全症という．このうち，薬物治療などの医療処置によって起こる免疫不全を医原性免疫不全症という．

【疫学】抗がん薬や副腎皮質ステロイド薬を含む免疫抑制薬などで治療を受けている悪性腫瘍患者，自己免疫疾患患者，慢性疾患患者などに発症しやすい．

【成因と病態生理】抗がん薬，副腎皮質ステロイド薬，放射線照射などはT細胞やB細胞の機能を低下させたり，好中球やマクロファージなどを減少させて免疫不全をもたらす．また，近年では，T細胞機能を選択的に阻害するCD3抗体，B細胞を障害する抗CD20抗体，関節リウマチやクローン病に対する抗TNF-α抗体療法，多発性硬化症やクローン病に対する抗VLA-4抗体療法などの生物学的製剤を用いた治療が行われ，これら単クローン抗体製剤が免疫不全状態を起こすこともある．

【症状】細菌性肺炎，結核，ニューモシスチス肺炎，サイトメガロウイルス肺炎などの感染症がみられる．

【診断】悪性腫瘍，自己免疫疾患，結核や慢性腎不全などの慢性疾患患者などは，基礎疾患自体によって免疫不全状態にあることが多い．それらの患者で抗がん薬や免疫抑制薬などが使用され，感染症が起き

ていることから判断する．血液検査，白血球分画，免疫グロブリン値定量，T・B 細胞数，補体価などを
測定して免疫能を確認する．

【治療】医原性免疫不全症の原因になった薬物を中止したり変更する．感染症に対して，起炎菌に有効な
抗菌薬，抗真菌薬，抗ウイルス薬などで治療する．感染症予防の目的で投与することもある．また，病態
に応じて，免疫グロブリン製剤や顆粒球コロニー刺激因子（G–CSF）も投与する．

【経過・予後】基礎疾患のある患者に免疫不全症が合併した場合には予後が不良になりやすく，適切な治
療を確実に行う．

11. 運動器疾患

A. 関節疾患　　e 痛風，偽痛風	
D. 筋・腱疾患　　c 腱板損傷	
E. 形態異常　　a 発育性股関節形成不全　　c 側弯症，後弯症	
F. 脊椎疾患　　b 後縦靱帯骨化症，黄色靱帯骨化症　　d 変性すべり症	
H. 外傷　　a 骨折　　④上腕骨顆上骨折	

偽痛風

　偽痛風とはピロリン酸カルシウム（calcium pyrophosphate; CPP）が関節に沈着した状態全般を指す病名であるが，狭義にはそのなかで特に急性単関節炎の発作を生じた状態を指す．

　一方，痛風は尿酸カルシウム塩結晶が関節内に析出したもので，その結晶を白血球が処理する際に非常に強い炎症性の関節痛を生じるものであるが，偽痛風では痛風発作と類似した症状を呈するものの，関節液中に尿酸カルシウム塩結晶を認めず，また概して高尿酸血症も認めないことから，偽痛風という病名がつけられた．

【疫学】広義の偽痛風，すなわちピロリン酸カルシウムが関節に沈着した状態の罹患率は成人の 4〜7% といわれ，特に高齢者ではまれな疾患ではない．エックス線上の軟骨石灰化の頻度は加齢とともに増加し 65〜74 歳で約15%，85 歳以上で約50%にそれを認める．したがって偽痛風発作の患者は圧倒的に高齢者に多く，80 歳以上が大半を占める．また痛風では女性症例はきわめて少ないが，偽痛風では性差はほとんどない．

　偽痛風発作の好発部位は半数以上が膝で，そのほかには手・肩・足・肘関節が多い．また，最近は頸椎の環軸関節にも生じることが知られてきており，猛烈な後頸部痛や発熱を生じるのでくも膜下出血やリウマチ性多発筋痛症などとの鑑別が大切になる．頸椎の CT スキャンで第 2 頸椎の歯状突起（dens）が王冠（crown）をかぶっているように見えることから，Crowned dens 症候群とも呼ばれる．まだ多くの医療従事者に知られていないがそうまれな疾患ではない．男女差は 3：5 で女性に多い．

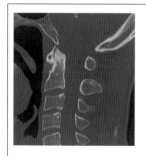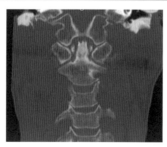

Crowned dens 症候群　歯状突起が白くなっている．
歯状突起周囲に石灰化を伴う．
69 歳　男性　自験例

【原因】関節軟骨のピロリン酸産生増加による局所的な病態である．大多数は原因が特定できない一次性であるが，変形性関節症が基礎にあり，関節軟骨の老化現象と関係している．副甲状腺機能亢進症，ヘ

モクロマトーシス，低マグネシウム血症，低リン血症などに伴うものは二次性偽痛風である．

【症状】偽痛風発作は，膝関節，手関節，足関節などの大きな関節に好発する急性関節炎で，数日〜2週間で自然軽快する．関節は疼痛，発赤，腫脹，熱感など典型的炎症の4徴を伴う．発作中は，発熱などの全身症状を伴う場合があり，リウマチや感染症との鑑別が重要となる．Crowned dens症候群の場合は記述のとおりである．

【診断】関節炎があっても尿酸値がさほど高くないときには偽痛風を考慮する．白血球増多，赤沈の亢進，CRP上昇などを認める．血清尿酸値は多くの場合正常範囲内である．単純エックス線で，膝関節の半月板，橈尺関節などの関節軟骨に点状，線状の石灰化像を認める．確定診断は採取できる場合には関節液を採取し，顕微鏡下でピロリン酸カルシウムの結晶が好中球に貪食された像を証明することである．血液検査では痛風と異なり血中ピロリン酸カルシウムを証明することはできない．関節の超音波診断やCTでは，関節軟骨に沈着したピロリン酸カルシウム結晶を同定できる．

【治療】安静，患部冷却．鎮痛剤の内服．関節腔内へのヒアルロン酸製剤や少量のステロイドの注入．痛風の場合と異なり，ピロリン酸カルシウム濃度を下げる原因療法はない．

腱板損傷

肩関節は肩甲骨と上腕骨によって構成される「肩甲上腕関節」と呼ばれる関節である．肩甲上腕関節は丸い半形状の上腕骨頭とその受け皿になる肩甲骨の関節窩によって構成されているが，上腕骨頭の大きさは肩甲骨の関節窩の約2倍あり，受け皿が小さいため不安定な関節になっている．

肩関節は腕をあらゆる方向に動かすことのできるもっとも大きな可動域を有しており，その動きは内側の4つの筋肉群（棘上筋，棘下筋，肩甲下筋，小円筋）と外側の大きな筋肉群（三角筋，大胸筋，広背筋，僧帽筋）の共同作業で可能となる．それぞれ，内側の筋群はインナー・マッスル，外側の筋群はアウター・マッスルと呼ばれる．インナー・マッスルの4つの筋肉の遠位端は一つにまとまって板状の腱になっているので腱板という．腱板は上腕骨に付着している．腱板は血流に乏しく，そのためいったん損傷を受けると治癒しにくい．腱板はロ─ター・カフ（rotator cuff）とも呼ばれる．古くは肩回旋筋腱板とも称した．腱板損傷と腱板断裂という用語は特に明確に使い分けていてはおらず，ほぼ同じものを指している．

①インナー・マッスル：小さく細い筋肉で肩関節の安定性を維持している．安定性が肩関節の機能上は，より大切な要素である．筋トレで鍛えにくい．大まかには棘上筋は上腕の外転運動に，棘下筋と小円筋は外旋運動に，棘下筋は内旋運動に関与している．

②アウター・マッスル：大きく太い筋肉で大きな力を発揮する．筋トレで鍛えやすいが，この筋群ばかりを鍛えると肩を大きく動かす中で不都合な不安定性が増すことになり，かえって肩関節痛を惹き起こすことがある．

【疫学】肩の痛みは関節周囲炎として一括りにされるが，その成因はさまざまである．そのなかで腱板損傷は肩の痛みを生ずる疾患の約30%を占める．男女比は6：4である．50歳代以降に生じやすく，ピークは60歳代にある．野球選手では20歳代から腱板断裂を認めることがある．右肩に好発する．自然治癒は期待できない．

四十肩・五十肩では肩の動きが制限され，痛み自体は自然に軽快することが多いが，拘縮を起こしやすい．その一方，腱板損傷では肩に力が入りにくく可動域も狭くなり，放置しておくと損傷・断裂の範囲が

徐々に広がって痛みがいつまでも続くことがあるが，拘縮は起こさないことが多い．早期診断と肩関節専門の整形外科医による適切な治療が必要となる．

【原因】腱板が切れる原因としては転倒や打撲などの急な外傷や，重いものを持つなどの慢性の肩への負荷のほかに，加齢性の変性で腱板が減り切れているところに軽微な外傷が加わって起こる．

【症状】肩の運動障害，疼痛，ことに夜間痛を訴える．受診動機の一番は夜間痛のために睡眠障害を起こすことである．運動痛はあるが，上肢の挙上は可能のことが多い．また肩関節の拘縮を起こすことは少ない．　40歳以降，腱板は加齢に伴う変性などによって磨耗や損傷を受けやすくなり，ちょっとした肩の外傷によって断裂を生じやすくなる．4つの筋腱のなかでは棘上筋腱の断裂がもっとも多い．断裂を起こすと肩関節に疼痛を伴い肩が上がらなくなる．診断に利用する腕落下試験（上肢を水平に持ち上げて離す）では，完全断裂の場合は支えられずに落下する腕落下徴候 drop arm sign がみられることが多いが，不全断裂では落下せずに保持できる．

【診断】問診・身体所見は既述のとおりであるが，挙上運動制限や疼痛の部位，夜間痛などの起こり方の特徴でほぼ見当はつく．画像診断で MRI はきわめて有用である．その他に超音波検査，CT 検査などで腱板の断裂部位と程度を知ることができる．

【治療】治療の目的とするところは患者の生活，職業，性格によってそれぞれ違うのでそのことを念頭にゴールを設定すべきである．

　①保存的治療
　　ⓐ安静：三角巾固定など
　　ⓑ薬物療法：鎮痛剤内服，湿布，鎮痛剤塗布
　　ⓒ関節内注射：夜間痛が強いときにはステロイド注入．その後，ヒアルロン酸の肩峰下関節包内注射．
　　ⓓ理学療法：温熱療法など

　たとえば，主婦とか，学者，会社員，農家，スポーツ好きな人，プロのスポーツ選手などの違いによってゴールは自ずと違ってくる．ただ，腱板損傷自体は自然治癒することは期待しにくいので保存的治療には，痛みがなくなりさえすればよいのか，肩が上がらないといけないのか，肩関節があらゆる方向に十分動けばよいのか，それとも以前のようにかなりの力仕事ができないと困るのか，プロスポーツ選手なのかによって治療のゴールは異なる．

　②手術治療
　いろいろな手技が考案されているが，腱板損傷の程度によって選択される手技が異なる．
　　ⓐ断裂腱板の変性が強くない場合：鏡視下腱板修復術
　　ⓑ断裂腱板の変性が強いが修復可能な場合：鏡視下腱板修復術＋鏡視下肩上方間節包再建術
　　ⓒ断裂腱板の変性が強く修復が困難な場合：鏡視下肩上方間節包再建術やリバース型人工肩関節全置換術

　③リハビリテーション
　手術後にも，急性期が終わったらしっかりした機能訓練を怠ってはならない．軽症の手術後でも3週間程度の安静の後，すこしずつ自動運動を増やし2か月程度，さらに日常生活に不便なくなるには3か月程度，スポーツへの復帰には6か月程度の時間をかける．

発育性股関節形成不全

　特別な外傷や炎症がないのに生下時に大腿骨頭が関節包内で寛骨臼外に脱臼している場合を指して「先天性股関節脱臼」（略して「先股脱」）と呼んでいた．しかしながら，最近では生下時に股関節が脱臼していなくても，その後に発育段階で脱臼してくるものがあるということで「発育性股関節脱臼」という用語を用いるようになってきた．一方，発育性股関節脱臼のなかに「脱臼はしていないが，大腿骨頭の受け皿である臼蓋の関節面の適合性が悪いもの」があり，それは「発育性股関節形成不全」と呼ぶ方が適切であると考えられる．発育性股関節脱臼は成長するに従って時間をかけて成人の二次性の「変形性股関節症」に移行していく可能性がある．

【疫学】かつては出生数の約 2％ の発生があったが，近年では早期発見と正しいオムツのはかせ方やだっこの仕方などの啓蒙によって 0.1〜0.3％ と激減してきている．男女比は 1：5〜9 で女性に多い．成人の二次性の変形性股関節症の原因としてもっとも多い．骨盤位での出生（約 10 倍の発生率）や冬期の出生で発生頻度が上がる．

【原因】元々新生児の股関節はゆるみがあり，その時期に下肢を伸ばしたままミイラ巻きのような股関節の伸展位でのオムツや服の着せ方をすることによって起こる．つまり先天性というよりは生後の間違った育児習慣によって起こるものであることが知られてきた．

【症状・診断】
　①乳児健診で大腿のシワの左右非対称性を認める．
　②肢位異常：大腿の内転拘縮傾向
　③開排異常：膝関節と股関節を 90° 屈曲し，大腿を開排すると抵抗がある．
　④クリック音：股関節 90° 膝関節最大屈曲位で行う．脱臼の誘発と整復時に検者の指に小さな衝撃を触知する．オルトラーニ法とバーロー・テストがある．各々手技の詳細は成書を参照のこと．
　⑤超音波検査やエックス線撮影で形態異常を確定できる．
　⑥1 歳ごろになると処女歩行の遅延に気づかれる．
　⑦成人の変形性股関節症ではトレンデレンベルグ歩行という独特の歩容異常を認める．

【治療】
　①新生児期：親に対する育児法の教育を実施する．股関節を伸展位にしない工夫をすることが基本である．股関節のもっとも安定した肢位は屈曲，外転位の開排位である．正しいオムツの付け方と正しい抱っこの仕方を本資料 p74 のイラストに示す．
　②乳児期（本資料 p75 のイラスト）：リーメンビューゲル装具を用いる．生後 10 か月を過ぎるとリーメンビューゲル装具だけでは整復でない症例が出てくる．その場合には，オーバーヘッド牽引という治療法が行われ，入院を要する．

※不適切⇒おむつカバーのバンドの幅が広く、股関節の開排が出来ない。
※良い　⇒おむつカバーのバンドの幅が狭く、股関節の開排が十分にできる。

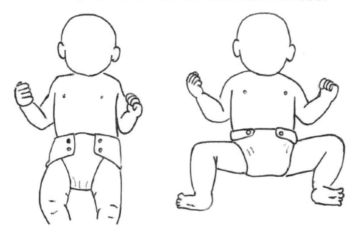

正しいオムツの付け方

● 抱っこの仕方
　※イラスト左は、股関節を外から押さえつけているので股関節が伸展・内転位になっている
　（不適切）
　※イラスト右は、股関節が開排位で抱いている（適切な抱き方）。

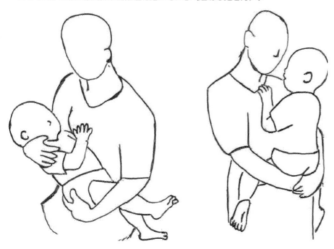

正しい抱っこの仕方

リーメンビューゲル装具

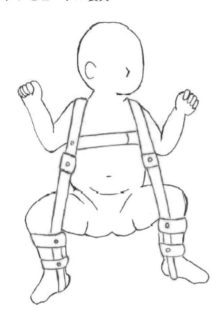

● **over traction法（頭上方向牽引）：**
　オーバーヘッド牽引は以下の③になる。

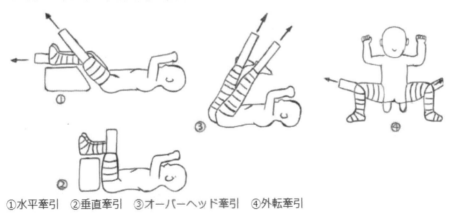

①水平牽引　②垂直牽引　③オーバーヘッド牽引　④外転牽引

③変形性股関節症：歩容の異常のほか，疼痛も問題となる．手術の適応になる．多くは全股関節置換術
　を行う．

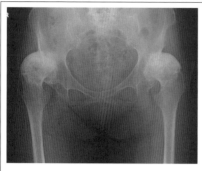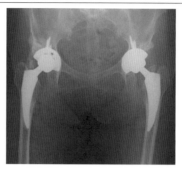

（左）69 歳　女性　術前　放置されていた高度の両側性変形性股関節症．小刻み歩行しかできない．

（右）同症例　両側全人工股関節置換術後．歩行改善著明，疼痛消失．

（自験例）

後弯症

後弯症に関する信頼に足る疫学的報告は少ない．

程度差を問わなければ腰椎後弯症の有病率はある統計によると，全人口の 20％から 40％と見積もられているものの，25％は後弯症と診断されてはいない．年齢とともに有病率は高くなる．また，更年期以降の女性では，骨粗鬆症の進展とともに後弯症も増加する．

後弯症と確定診断されているのは人口の約 8～10％程度であるが，そのうち約 3％が非常に強い症状を発現し，脊柱と近接する他臓器のさまざまな病状伴う．また約 4～5％の人では，脊柱後弯症は中程度であり，重大な支障を引き起こさないものの，疼痛，歩行障害，体動支障を起こす．残りの 1～3％では，症状はきわめて軽い．

【病態】脊柱が異常に曲がってしまうことを脊柱変形と呼ぶ．脊柱変形には，脊柱が前方に曲がる前弯症，側方に曲がる側弯症，後方に曲がる後弯症がある．このうちもっとも頻度が高く，臨床的にも問題となることが多いのが後弯症である．

後弯症とは脊柱が後方凸に病的に弯曲している状態のことである．脊柱は正常な状態でも頸椎と腰椎は軽度に前弯しており，胸椎は軽度に後弯状態にあって，側面から観察するとしなやかな S 字状を呈している．そのことによって上体を前に倒すことができる．

後弯症には腰椎の前弯が後弯になるタイプ，胸椎の後弯がさらに高度の後弯になるタイプ，そして頸椎の前弯が失われて頭部が常に下を向く，いわゆる「頸下がり」状態となる 3 型があるが，もっとも多いのは腰椎の後弯症である．

後弯症は俗に「猫背」というほか，「亀背（きはい）」「円背（えんぱい）」とも呼ばれる．

【原因】大まかには脊椎の病気や骨折によるもの（構築性後弯）と，普段の姿勢によるもの（機能的後弯）がある．

①構築性後弯：化膿性脊椎炎，脊椎カリエス，脊髄髄膜瘤，圧迫骨折，骨粗鬆症，強直性脊椎炎，骨軟骨異形成症，骨形成不全症，軟骨無形成症，脊椎・脊髄腫瘍など．

②機能的後弯

　　ⓐ日常的に同一姿勢で仕事する人：事務員，農家，工芸職人など長時間同じ姿勢での仕事に従事．

　　ⓑ生まれつき・成長や成長に伴う後弯：先天性脊柱後弯症や青年性後弯症.

　　ⓒ加齢に関連する後弯症：骨粗鬆症に伴う後弯症, 変性腰椎後弯症（老人性後弯症）など.

【症状】姿勢不良と腰痛は初期からある. 進行するに従って腰痛の程度が悪化する. やがて, 下肢のしびれ, 筋力低下によって体幹バランス不良, 歩容（歩き方）の変化, つまずきやすくなる, 長い時間立っていることができない, 仰臥位で寝ることができないなど, 日常動作に支障をきたす.

　また, 上部消化管が圧迫されてしばしば逆流性食道炎を起こし, 胸焼けや心窩部から縦隔部にかけて痛みをきたすことも知られている.

【診断】外観から疾患の存在自体を推定することは容易である. より正確には全脊椎のレントゲン撮影が重要である. 骨条件での全脊柱の CT 撮影も視覚化するには有用である. MRI は構築性後弯ではその原因を明らかにすることにも非常に役立つ.

【治療】

　①保存的治療

　　ⓐ鎮痛剤内服：NSAID, プロスタグランジン E_1 誘導体（オパルモンなど）, プレガバリン系（リリカ, タリージェなど）, オピオイド, 漢方薬（桂枝加苓朮附湯, 牛車腎気丸など）

　　ⓑ神経根ブロック, 硬膜外ブロック

　　ⓒコルセット装着

　　ⓓリハビリテーション, 背筋強化など

　②観血的治療法：多椎間椎体固定術

黄色靱帯骨化症 (ossification of ligamentum flavum; OLY)

　後縦靱帯が脊柱管の前面, すなわち頸椎から仙椎の椎体の後縁に存在するのに対して, 黄色靱帯は脊柱管の後面, すなわち椎弓正中の前面および椎間孔から椎間関節包に至る外側にも存在しており, 色調がやや黄色を呈しているので黄色靱帯と称する. 黄色靱帯骨化症とはその靱帯が骨化する疾患である.

　しばしば後縦靱帯骨化症（OPLL）と合併することが多く, 脊柱管内靱帯骨化の一連の疾患と考えられている. 骨化しているだけでは必ずしも症状を呈さないが, 一定程度の大きさになると硬膜嚢を後方から圧して, 脊髄や馬尾, 神経根を圧迫するようになり, 症状が顕在化する. 骨化を伴わない黄色靱帯の肥厚もしばしば観察され, その場合には「黄色靱帯肥厚症」と称すべきである. 肥厚が一定の大きさに達すると黄色靱帯骨化症と同様の症状を起こす.

【疫学】厚生労働省脊柱靱帯骨化症に関する調査研究班の報告では, 人口 10 万人あたりの推定患者数を 1.6 人としている. 中高年の男性にやや多い. 黄色靱帯骨化症の発生部位は下位胸椎から胸腰椎移行部が多いが, 頸椎から腰椎の全脊椎のどこの部位にでも起こりうる.

　原因は不明である. 特定の HLA（ヒト白血球抗原, 組織適合性抗原）の関与が指摘されており, 遺伝的要因もあるといわれている.

【症状】初発症状として下肢の脱力やこわばり, しびれを生じる. 痛みはないこともあるが, 病状の進行とともに腰痛, 背部痛, 下肢痛が出現する. また, 間欠跛行をきたすこともある. 重症になると歩行困難となり, 排尿障害など日常生活に支障をきたす状態になる.

【診断】神経学的所見からどの部位に病変が存在するか推定できる. 脊椎の単純エックス線撮影, CT, MRI などが部位の同定には有用である.

【治療】偶然発見された靱帯の骨化だけでは経過観察することになり，治療の対象とはならない．神経の圧迫症状が出現した場合に治療の対象となる．

　疼痛やしびれが比較的軽度の場合には，鎮痛剤（NSAID），末梢神経障害治療剤（ビタミンB剤，リリカ，タリージェなど），漢方薬（桂枝加苓朮附子湯や牛車腎気丸など），硬膜外ブロック，鍼灸などを組み合わせて経過観察する．理学療法やマッサージなどは愛護的に行うべきで，強力な徒手マニュピレーションを加えて，万一脊髄損傷などを生じると訴訟の可能性もあるので慎重を期すべきである．痛みのために抑うつ的な傾向があれば精神科的支援も必要となる．

　神経症状が強い場合や進行性の場合，脊髄圧迫症状がある場合には手術も考慮される．責任病巣の骨化巣を切除，ないしは圧迫部位の減圧手術を行う．多椎間に及ぶ骨化巣や後縦靱帯骨化症を伴うものでは，いずれが責任病巣かを見極めて手術を行う．

腰椎変性すべり症

　腰椎すべり症にはその成因別に先天性すべり症（L5/S1間），分離すべり症（思春期の不適切なスポーツ活動による椎弓の疲労性骨折），外傷性すべり症（骨折が原因），病的すべり症（骨パジェット病，骨腫瘍などによる），それにもっとも頻度の高い腰椎変性すべり症がある．一般に上位脊椎が隣接する下位脊椎に対して前方に偏位した（すべった）状態のことを指している．

　本項では腰椎変性すべり症について取り扱うことにする．本疾患は40歳以降の女性に好発するが，男性でも中年以降の発症はまれではない．明らかな真の原因は不明であるが，中年女性に多いことから何らかの女性ホルモンの関与が推定されている．多くは加齢によって椎間板や靱帯，関節など腰椎を固定している組織が変性を起こし，それに伴って腰椎の安定性が失われるために，腰椎にすべりが生じるものと考えられている．すべりの生じる部位はL4/5間がもっとも多く，次いでL3/4レベルに起こりやすい．腰椎変性すべり症は腰部脊柱管狭窄症の代表的原因疾患の一つである．

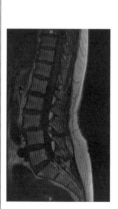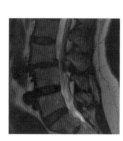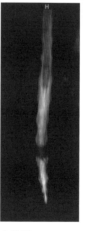

（左）L3/4の変形性すべり症のMRI　65歳　女性　自験例

（中）同症例　MRI　T2強調画像　L3/4椎間腔狭小化
　　　同部椎間板ヘルニア　黄色靱帯の肥厚が認められる．

（右）同症例　脊柱管狭窄のMRI　L4/5で硬膜嚢が途絶している．

【症状】当初は無症状のこともある．初発症状は腰痛のことが多い．続いて症腰痛と坐骨神経痛を起こしてくる．すべりの程度が重度になるにつれて，椎間板ヘルニア，椎間関節の変性性変化，背面からの黄色靱帯肥厚が加わり，脊柱管の狭窄を引き起こす．そのために脊髄神経（馬尾神経）が圧迫されて，下肢に痛みやしびれが生じる．また，ちょっとした距離を歩くだけで殿部や太ももに痛みやしびれを感じ，少し休息を取ることで痛みは緩和するが，ふたたび歩き始めると痛みやしびれが出てくる．この状態を間欠跛行という．そのようになると両側下肢の脱力感，会陰部のしびれや熱感，膀胱直腸障害なども生じてくる．進行した段階になっても自転車に乗ったり，カートを押しながらの歩行が意外に楽であるのは，その時の前屈の姿勢では一時的に脊柱管狭窄が軽減するからである．

【検査】身体所見で背面の脊柱の棘突起をなぞると，すべりの部位において段差が触知されることがある．単純レントゲン撮影（ことに側面像での前屈位と後屈位での dynamic study），CT スキャン，MRI，脊髄造影などで詳細な構造変化を読み取ることができる．

【治療】
　①保存的治療
　　ⓐ薬物療法：NSAID s，神経障害性疼痛治療薬（リリカ，タリージェ），湿布薬，プロスタグランジン製剤，漢方薬（桂枝加苓朮附湯，桂牡烏頭加杜仲丸）
　　ⓑコルセット作成
　　ⓒブロック注射：トリガーポイント注射，神経根ブロック，仙骨裂孔硬膜外ブロック
　　ⓓ理学療法：ストレッチ，筋力強化，腹筋強化，姿勢訓練，腰椎牽引，温熱療法，水中 walking
　②手術療法

　手術適応は，個々の患者の社会的条件や全身的条件を考慮して決定する．一般に会陰部異常感覚・膀胱直腸障害・陰茎の勃起などの性機能障害の出現，500m 以下の間欠跛行，高度の日常生活動作の制限などがみられた場合には手術療法を考慮する．腰椎変性すべり症に対する手術の基本は，神経除圧術と脊椎固定術である．腰椎の不安定性を伴わない場合には神経除圧術だけでも充分な効果を得ることができるが，レントゲン撮影によって明らかな腰椎不安定性がみられる場合には，固定術が考慮される．状況に応じて，除圧術と固定術を同時に行うこともある．

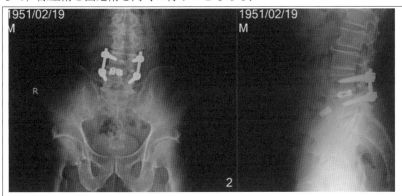

L4/5 のすべり症＋脊柱管狭窄症に対する手術
黄色靱帯肥厚に対する除圧術＋不安定性に対する固定術
L4/5 の椎間腔には cage という装具が挿入されている．
69 歳　男性　自験例

上腕骨顆上骨折

　小児の全骨折のうち，肘関節周辺の骨折は 8〜12％を占める．そのなかでも，上腕骨顆上骨折は小児の全肘関節周囲の骨折のうち，75％を占めるもっとも頻度の高い骨折である．年齢的には 5〜10 歳に多い．小児の上腕骨顆上部は骨皮質が薄く，また骨の断面積も小さいので，強い力が集中すると折れやすい．一般には早期に正しく整復すれば速やかに骨癒合するが，その病態生理や合併症に対する十分な知識がないと，フォルクマン（Volkmann）拘縮による手の機能の損失や内反肘変形の残存などの問題を残すことがあり注意が必要である．

【原因】90％以上が転落や転倒の際に肘を伸ばして手をつくこと（肘関節の過伸展）によって受傷する．

【症状と診断】小児が転倒して手をついたという受傷の状況から推定するのは容易である．肘関節の強い疼痛，自動運動不能，上腕骨骨折部の遠位の強い疼痛，著しい腫脹を認める．エックス線撮影で骨折の形態と転位の程度を判定する．

　遠位部の循環障害の有無と橈骨神経麻痺，正中神経麻痺の有無をチェックする．

上腕骨顆上骨折の Gartland 分類

　Type I：転位がないもの．→徒手整復を行う．

　Type II：骨折部でのずれは中等度，一部で連続性が保たれているもの．
　　　　　　→徒手整復して K ワイヤー固定．

　Type III：骨折部のずれが高度で，完全に転位しているもの．→手術を考慮．

【治療】

①徒手整復：全身麻酔下に徒手整復する．エックス線透視下に整復位を確認．肘関節 110〜120° 屈曲，前腕最大回内位に整復し，上腕から手関節までギプス固定．骨折部の安定性が悪い場合には経皮的に K ワイヤーをクロス・ピンニング法で刺入して安定を図る．

②牽引療法：徒手整復が困難であったり，整復位の安定性が得られない場合，また骨片の転位が大きい場合には，最初から介達牽引を行う．5 歳以下では介達牽引を，それ以上の場合には直達牽引を行う．

【後遺症】

①フォルクマン拘縮：上腕骨顆上骨折で起こりやすい．四肢の筋肉，血管，神経組織は，筋膜や骨間膜などによって囲まれており，この閉鎖空間をコンパートメントという．外傷のために著しい腫脹が起こることによって，この閉鎖空間の内圧が高まり，動脈や神経を圧迫して壊死を起こしてくる．これをコンパートメント症候群といい，上腕骨顆上骨折などに際して前腕屈側に起こしたものをフォルクマン拘縮と呼ぶ．筋膜切開などの除圧手術を遅滞なく行わないと障害を遺す．

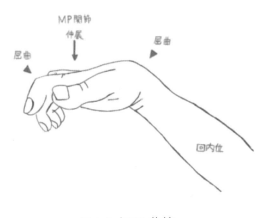

フォルクマン拘縮

②内反肘：生理的な上腕と前腕のアラインメントが失われ，上腕軸に対して前腕軸が内側に曲がった状態を指す．上腕骨顆上骨折の変形治癒で発生することがもっとも多い．通常，疼痛や機能障害は少ないが，整容的な問題があり内反が15°以上あるときには手術的に矯正する場合がある．

12. 皮膚・頭頸部・乳房疾患

```
A. 皮膚疾患　e 膿瘍
B. 眼疾患　c ぶどう膜炎　d ドライアイ　g 飛蚊症　h 加齢黄斑変性症　i 糖尿病性網膜症
　　j 網膜剥離
C. 耳鼻咽喉疾患　e 良性発作性頭位めまい症　f 前庭神経炎
　　g 耳管機能不全（耳管狭窄症，耳管開放症）　h 扁桃周囲炎　i 声帯ポリープ　j 咽頭癌　k 喉頭癌
D. 乳腺・乳房疾患　a 乳腺炎　b 乳腺症
```

膿瘍

　細菌などの侵入によって組織が炎症を起こして融解・壊死を生じ，化膿に伴う分泌物（膿）が限局性に貯留した病態をいう．

【疫学】病変部位により，皮膚膿瘍，扁桃膿瘍，腹壁膿瘍，肝膿瘍，肺膿瘍，脳膿瘍などがあり，さまざまな病態がある．

【成因と病態生理】炎症によって動員された好中球やマクロファージなどの炎症細胞が変性し，崩壊すると，炎症細胞内から蛋白分解酵素が放出される．この蛋白分解酵素は中心部組織が融解し，腔を形成する．腔になった部位に化膿性分泌物が膿として貯留する．形成される膿瘍の周辺部には，好中球の浸潤層ができる．膿が排出されたり，内容物が分解しないと，周囲の境界部分は血管に富む膜様の結合織（膿瘍膜）で囲まれ，膿瘍が被包化される．

【症状】炎症反応として，発熱，発赤，腫脹，疼痛がみられる．

【診断】発熱や炎症反応から診断する．皮膚膿瘍や扁桃膿瘍など表在性の膿瘍は視診，触診などで診断できるが，肺膿瘍や脳膿瘍などの深部の膿瘍では，エックス線検査，超音波検査，CT，MRIなどで画像診断する．膿瘍の部位を確定すると，穿刺吸引などを行って検体を採取し，原因となった細菌などの病原体を確認する．血液培養で原因菌が同定できることもある．

【治療】原因病原体に有効な抗菌薬を投与する．切開排膿やドレナージを行って膿を排出し，必要に応じて膿瘍腔を洗浄する．

【経過・予後】患者の基礎疾患，年齢，全身状態，発生部位，臓器障害，再発や多発などによって予後が異なる．

ぶどう膜炎

　虹彩，毛様体，脈絡膜から構成されるぶどう膜に起こる炎症である．

【疫学】わが国では，ベーチェット病，サルコイドーシス，フォークト-小柳-原田病に伴うぶどう膜炎が多い．そのほか，全身性エリテマトーデスなどの膠原病，糖尿病，腸疾患，感染症，悪性腫瘍などが原因になることもある．

【成因と病態生理】炎症が起こる場所により，前部ぶどう膜炎（虹彩毛様体炎，角膜内皮炎など）と，後部ぶどう膜炎（網膜炎，炎症性硝子体炎，網膜血管炎など）に分けられ，ぶどう膜全体の場合は汎ぶどう膜炎とする．

　感染の有無によって，感染性ぶどう膜炎と非感染性ぶどう膜炎に分けられる．感染性ぶどう膜炎の原

因には，ウイルス，細菌，真菌，寄生虫などがある．非感染性ぶどう膜炎は，ベーチェット病，サルコイドーシス，フォークト–小柳–原田病などが原因になる．

【症状】強膜や結膜の充血，飛蚊症，眼痛，視力低下などの症状がある．

【診断】細隙灯顕微鏡検査，前房隅角検査，眼底検査，蛍光眼底造影検査，光干渉断層計検査などから診断する．ベーチェット病やサルコイドーシスなどの全身性疾患は，血液検査，エックス線検査，CT などから診断する．

【治療】感染性ぶどう膜炎には，抗菌薬や抗ウイルス薬などによる原因病原体に対する治療と，炎症反応を抑制する治療を行う．非感染性ぶどう膜炎には，副腎皮質ステロイド薬の点眼を行うが，治療抵抗例では免疫抑制薬や TNFα 阻害薬も使用される．

【経過・予後】

①ベーチェット病では視機能が少しずつ低下し，失明することがある．近年では，免疫抑制薬や生物学的製剤などの使用により，失明の危険性は徐々に改善されている．

②サルコイドーシスでは，慢性的に経過し，飛蚊症が増悪したり，緑内障や白内障を続発することがある．

③フォークト–小柳–原田病は，治療が遅れると再発を繰り返し，失明することもあるので，早期に適切な治療を行う必要がある．

ドライアイ

ドライアイは，「さまざまな要因により涙液層の安定性が低下する疾患であり，眼不快感や視機能異常を生じ，眼表面の障害を伴うことがある」と定義されている．

【疫学】スマートフォンやパソコンなどを長時間使用することの多い現代では，ドライアイを発症する人が多くなり，潜在患者も含めるとわが国には約 2,200 万の患者がいると推定されている．高齢者に多く，男性に比べ女性に多い．

【成因と病態生理】眼表面は，涙液層（油層，液層）と角結膜表層上皮から成っており，これらのいずれかに異常があると涙液層の安定性が低下し，ドライアイとなる．

【症状】眼の疲れ，眼の不快感，眼の乾燥感，視機能の低下などの自覚症状があり，涙液層破壊時間(BUT)が 5 秒以下になる．

【診断】涙液層破壊時間，シャーマーテスト，涙液メニスカス，涙液層安定性検査などで涙液検査を行い，フルオレセイン染色やリサミングリーン染色などで眼表面の障害を評価して診断する．

【治療】ドライアイには，水分の不足による涙液減少型と，脂質成分の不足による蒸発亢進型がある．水分不足の症例には，水分分泌を促す点眼液や人工涙液などが使用される．脂質成分の不足には，温罨法や眼瞼清拭などが推奨される．涙液安定性が低下する症例には，ムチン分泌を促進する点眼液が使用される．

【経過・予後】ドライアイの発症には，コンタクトレンズ装用，喫煙，VDT 作業などが影響するので，生活スタイルを見直すことが重要である．

飛蚊症

視野内に，飛んでいる虫や黒い点や糸くずが見えるなどの自覚症状である．

【疫学】およそ60歳前後に生理的飛蚊症が起こるが，強度近視眼では30～40歳代に起こるとされる．

【成因と病態生理】透明なゲルである硝子体に，何らかの原因によって起こる混濁が原因になる．加齢に伴う生理的飛蚊症がほとんどであるが，網膜裂孔，網膜剥離，硝子体出血，ぶどう膜炎などの眼疾患にみられる症候性飛蚊症もある．

【症状】蚊や雲が飛んでいるように見える，などと訴える．白い壁や明るい場所を見た場合に気づくことが多く，眼球を動かすと浮遊物は動いて見える特徴がある．

【診断】眼底検査や細隙灯顕微鏡検査で診断する．

【治療】生理的飛蚊症では，特別な治療を必要としない．網膜裂孔や網膜剥離には，レーザー光凝固や網膜冷凍凝固など手術治療を行う．ぶどう膜炎の場合は，それぞれの疾患に応じて，眼局所療法や全身療法を行う．硝子体出血では，出血の原因を特定し，原因に応じて治療択する．糖尿病網膜症や網膜静脈閉塞症であれば，レーザー光凝固や硝子体手術が行われる．

【経過・予後】当初は生理的飛蚊症と診断しても，その後に網膜裂孔や網膜剥離を発症することもある．急激に飛蚊症が進行したり視野欠損を自覚する場合には，すぐに眼科で適切な処置を行う．

加齢黄斑変性症

　加齢とともに網膜色素上皮の下に老廃物が蓄積し，直接あるいは間接的に黄斑部が障害される疾患である．

【疫学】人口の高齢化と生活の欧風化によって近年増加しており，失明原因の第4位になっている．50歳以上の人の約1%にみられると推定され，高齢になるほど発症しやすい．

【成因と病態生理】遺伝要因に，加齢に伴う慢性炎症や酸化ストレスなどが加わって発症する．網膜色素上皮や脈絡膜毛細血管の萎縮をきたす萎縮型と，脈絡膜血管新生による出血などの滲出性変化をきたす滲出型がある．

【症状】ものがゆがんで見える，視野の中心が暗くなったり欠ける，視力が低下するなどの症状がある．

【診断】眼底造影検査（フルオレセイン造影検査，インドシアニングリーン造影検査），光干渉断層計検査を行って診断する．

【治療】抗血管内皮増殖因子療法（抗VEGF療法）と光線力学療法（PDT）の併用が行われる．

【経過・予後】再発や再燃することが多く，1～3か月ごとに定期的な経過観察を行う．

糖尿病性網膜症

　糖尿病によって起こる全身の細小血管症の一つで，網膜血管の透過性亢進と網膜血管の乏血，閉塞が主な病態である．

【疫学】糖尿病の罹患が10年以上になる患者の約50%が何らかの網膜症を有し，全糖尿病患者の少なくとも約1%が失明している．

【成因と病態生理】高血糖状態が長く続くと，網膜の細い血管が少しずつ損傷され，狭窄や閉塞が起こる．この結果，網膜への酸素供給が減少して網膜が酸欠状態に陥る．その結果，新生血管が増生する．新生血管はもろく，容易に出血しやすく，出血すると網膜に線維血管性増殖膜が形成され，これが原因で網膜剥離を起こす．

【症状】初期には症状が乏しいが，進行すると視界がかすむなどの症状が現れる．さらに進むと，視力低

下や飛蚊症がみられ, 失明することもある.

【診断】糖尿病の存在と, 眼底検査で毛細血管瘤の所見をみることから診断できる. 眼底写真, 蛍光眼底造影, 光干渉断層計などで検査する.

【治療】網膜光凝固術, 硝子体手術などが行われる.

【経過・予後】糖尿病を適切にコントロールしないと, 合併症としての網膜症が現れ, 失明の原因にもなるので注意する.

網膜剥離

網膜剥離は, 視細胞を含む感覚網膜が網膜色素上皮から分離した状態をいう.

【疫学】2016 年度に 3,000 例以上の症例が登録されている.

【成因と病態生理】感覚網膜と網膜色素上皮の間は接着力が弱くて発生学的に解離しやすい.

裂孔原性と非裂孔原性 (牽引性, 滲出性) に大別される. ①裂孔原性網膜剥離は, 網膜に裂孔が生じて硝子体液が網膜下に流入し, 発生する. ②牽引性網膜剥離は, 糖尿病網膜症や静脈閉塞症などでみられ, 網膜虚血による線維血管性増殖膜が原因となる. ③滲出性網膜剥離は, フォークト-小柳-原田病などのぶどう膜炎, 中心性漿液性網脈絡膜症, 網膜血管疾患, 加齢黄斑変性, 脈絡膜腫瘍などで発症する.

【症状】飛蚊症や光視症 (視界の中に閃光のようなものが見える) の症状から始まり, 網膜剥離が進行すると視野欠損や視力低下などを起こす.

【診断】眼底検査や光干渉断層計検査で網膜剥離を確認する.

【治療】光凝固などの手術を行う. 糖尿病やぶどう膜炎などの基礎疾患がある場合には, 基礎疾患の治療も行う.

【経過・予後】病変が黄斑 (網膜のもっとも感度が高い部分) に及ぶと視力が低下する. 病変が黄斑を含まない場合には自覚症状に乏しいこともあり, 注意が必要である.

良性発作性頭位めまい症

特定の頭位をとると回転性のめまいが起こる病態である.

【疫学】内耳の障害が原因で起こるめまいのうち, 良性発作性頭位めまい症は約 60%, メニエール病によるものは約 20%とされる.

【成因と病態生理】耳石器 (卵形嚢) から剥離した耳石が半規管に迷入し, 耳石がクプラに付着する (クプラ結石症) か, 半規管内に浮遊して (半規管結石症), 頭位を変化させることでクプラが偏位してめまいを生じる.

【症状】頭を動かすたびにめまい生じるが, じっとしていると数 10 秒以内に消失する.

【診断】頭位変換眼振検査を行う.

【治療】抗めまい薬や抗不安薬などの薬物療法を行うが, 半規管の面に沿って頭部をゆっくりと回転させ, 半規管内の耳石器を元の位置に戻す理学療法を行うこともある.

【経過・予後】めまい発作は数 10 秒で軽快するが, 再発しやすいので, 適切な治療を受けるようにする.

前庭神経炎

前庭神経炎は, ウイルス感染などがきっかけになって前庭神経に炎症が生じ, 強いめまいや吐き気, 嘔

吐が生じる疾患である.

【疫学】わが国では，人口 10 万人に約 3.5 人程度の頻度が推定されている.

【成因と病態生理】ウイルス感染や内耳循環障害などが原因と考えられている.

【症状】「周囲がぐるぐる回る」「自分自身が回転している」などの回転性めまいを訴える. 激しい回転を感じ，吐き気や嘔吐を伴う.

【診断】眼振検査，温度眼振検査，電気性身体動揺検査などで検査する. 聴力検査には異常なく，CT，MRI にも異常を認めない.

【治療】急性期には安静にして前庭系抑制薬，鎮静薬などの薬物療法を行い，2〜3 日後からめまい体操とリハビリテーションを開始する.

【経過・予後】前庭神経炎は安静を保つと 1〜3 週間の経過で自然に回復する. めまいが治まったあとも，ふらつきがしばらく続くことがある.

耳管機能不全（耳管狭窄症，耳管開放症）

　耳管は，中耳（鼓室）と咽頭をつなぐ長さ 30〜40mm の長円錐形の管状の器官である. 耳管は通常は閉鎖されているが，あくびや嚥下運動の際に口蓋帆張筋の収縮によって内腔が開き，鼓室内圧と外気圧の平衡を保っている. 耳管の機能が障害される病態には，耳管が開かなくなっている耳管狭窄症と，平時でも開放している耳管開放症がある.

【疫学】発症には性差はあまりない.

【成因と病態生理】

　①耳管狭窄症は，感冒，アレルギー，副鼻腔炎，扁桃腺炎，咽頭腫瘍などによって，耳管周辺に炎症や腫脹が生じて発症するが，原因不明の場合もある.

　②耳管開放症は，急な体重減少，妊娠，体調不良などが原因になると考えられている.

【症状】耳管開放症と耳管狭窄症の症状はほとんどが共通しており，耳が詰まった感じがする，音がこもって聞こえる，耳鳴りがする，自分の声や呼吸音が響いて聞こえる，などの症状がある.

　耳管狭窄症では耳抜きができない，耳管開放症では臥位になったり前かがみになると一時的に症状が改善する特徴がある.

【診断】耳鏡，顕微鏡，耳用内視鏡によって鼓膜を観察する. 外耳の圧力を変化させて，鼓膜の動きを測定するティンパノメトリー検査，耳管機能検査でを行って診断する.

【治療】

　①耳管狭窄症では，抗菌薬や蛋白分解酵素剤などの薬物療法や，手術などで原因に対する治療を行う. 対症療法としては，通気療法を行う.

　②耳管開放症には，薬液耳管内噴霧，生理食塩水点鼻，鼓膜チューブ留置，鼓膜へのパッチ貼付などの保存的治療を行うが，手術が必要な場合もある.

【経過・予後】

　①耳管狭窄症は，原因になっている炎症が治まれば 4，5 日ほどで改善し，多くは 2 週間ほどで治癒する. ただし，アレルギー性鼻炎や副鼻腔炎などに併発している場合は慢性に経過することもある.

　②耳管開放症では，開いた耳管が完全に閉じることは難しいが，生活習慣の改善などで改善することもある.

扁桃周囲炎

扁桃周囲炎は，扁桃周囲の組織に発症する細菌感染症である．

【疫学】青年と若い成人に多くみられる．

【成因と病態生理】レンサ球菌やブドウ球菌などの細菌が扁桃周囲に感染して炎症を起こす．炎症が進行して膿瘍を形成すると扁桃周囲膿瘍となる．

【症状】咽頭痛，嚥下痛，発熱，腫れ，発赤などがある．

【診断】症状，視診，触診で診断する．CT 検査や超音波検査などの画像検査が必要な場合もある．

【治療】原因菌に有効なペニシリン系，セフェム系などの抗菌薬で治療する．扁桃周囲膿瘍では切開排膿を行う．

【経過・予後】適切な治療を行えば扁桃周囲炎の予後はよい．扁桃周囲膿瘍を繰り返す場合は，再発を予防するために口蓋扁桃摘出術が行われることもある．

声帯ポリープ

声帯に発生する炎症性の腫瘤である．

【疫学】声楽家など，声をよく使う職業の人に発生しやすい．

【成因と病態生理】カラオケ，怒鳴り声，演説などでの大声や，負荷のかかった発声が誘因となり，声帯粘膜下層の血管が破綻して出血して血腫性隆起が形成され，それが器質化して声帯ポリープになる．

【症状】嗄声（しわがれた声）や咽喉頭部の違和感などがある．

【診断】喉頭内視鏡，喉頭ストロボスコピーで診断する．

【治療】声の使用制限や大声の禁止など声の衛生指導や音声訓練による保存的治療を行う．保存的治療でポリープが縮小ないし消失しない場合には，手術を行う．

【経過・予後】声帯ポリープが形成されても，保存的治療で 3 か月以内に自然消失する可能性がある．手術後は声帯の手術創を安静させるために，1 週間前後の沈黙期間が必要になる．

咽頭癌

咽頭に発生する上皮性悪性腫瘍で，腫瘍の発生部位から上・中・下咽頭癌に分類される．組織型は扁平上皮癌が多い．

【疫学】口腔癌と咽頭癌を合わせて，2018 年には男性 5,398 人，女性 2,178 人，合計 7,576 人が死亡している．

【成因と病態生理】

①上咽頭癌は上咽頭から発生する．中国南部，香港などの中国に多く，発症に EB ウイルスの関与が示唆されている．

②中咽頭癌は中咽頭に発生する．成因は不明であるが，従来の喫煙，飲酒によるものは減少傾向にあり，ヒト乳頭腫ウイルス（HPV）に関連する癌が増加してきている．喉頭，口腔，食道癌などとの重複癌が多い．

③下咽頭癌は下咽頭腔に発生する．アルコール度の強い酒の飲酒，鉄欠乏性貧血に伴うプランマー–ヴィンソン症候群，頸部への放射線治療の既往などが誘因になるとされる．60 歳代の男性に多い．

【症状】

①上咽頭癌は，初期には自覚症状が乏しいが，腫瘍の腫大に伴って，鼻閉，鼻出血，耳閉感，難聴，外転神経麻痺，三叉神経麻痺，頭痛など多彩な症状が現れる．初診時に頸部リンパ節転移の頻度が 70〜80% と高い．

②中咽頭癌は，初期には咽頭違和感，咽頭痛，嚥下痛があり，腫瘍が腫大するにつれて，構音障害，嚥下障害，呼吸困難などが出現する．初診時に頸部リンパ節転移が 50% 以上にみられる．

③下咽頭癌は，初期には咽頭の異物感やイガイガ感があり，進行すると，耳に放散する嚥下時痛や嚥下困難，嗄声，誤嚥，頸部リンパ節腫脹などがみられる．

【診断】鼻咽腔ファイバースコピーで確認し，生検を行って病理組織学的に診断を確定する．CT，MR，超音波検査で，原発巣，頸部リンパ節転移，遠隔転移の拡がりを調べる．

【治療】手術，放射線，化学療法の単独または併用によって治療する．

【経過・予後】5 年生存率は，上咽頭癌で約 30%，中咽頭癌で約 52%，下咽頭癌では約 30〜40% と，予後は不良である．

喉頭癌

喉頭に発生する癌である．

【疫学】発生率は人口 10 万人あたり約 3 人で，男女比は約 10 対 1 である．60 歳以上の男性に好発する．2018 年には，男性 768 人，女性 73 人，合計 841 人が死亡している．

【成因と病態生理】喫煙ともっとも関連し，患者の 95% 以上は喫煙者である．病理学的には扁平上皮癌が 95% 以上を占める．声帯にできる声門癌（60〜65%），喉頭蓋，仮声帯などに発生する声門上癌（30〜35%），声門下の声門下癌（数%）に分類できる．

【症状】声門癌の初発症状は嗄声であり，早期に発見されやすい．声門上癌では早期には症状が出にくく，進行すると嗄声，嚥下困難，頸部リンパ節転移などをきたす．声門下癌も初期症状に乏しく，進行すると嗄声や呼吸困難が生じる．

【診断】内視鏡検査によって喉頭を観察し，腫瘍から生検を行って確定診断する．CT や超音波検査を行って病期を判定する．

【治療】放射線治療や手術的治療が基本となる．喉頭全摘後の失声に対して，代用音声や生活上のサポートが重要になる．

【経過・予後】 2009〜2011 年の診断例の 5 年生存率は，男性 81.8%，女性 81.7%，合わせて 81.8% である．

乳腺炎

さまざまな原因で発生する乳腺の炎症をいい，急性と慢性がある．急性乳腺炎には，乳汁のうっ滞と，細菌感染による化膿性乳腺炎がある．慢性乳腺炎は乳管拡張症を伴うものが多く，乳管周囲性乳腺炎や形質細胞乳腺炎の像を示す．

【疫学】急性乳腺炎は産褥期および授乳期に発症することが多い．慢性乳腺炎は，陥没乳頭など，乳頭や乳管の形成不全と関係していることがある．

【成因と病態生理】急性乳腺炎は産褥期や授乳期に発症することが多く，乳汁の排出が不完全なために，

うっ滞がおこり，非細菌性のうっ滞性乳腺炎となる．さらに乳頭を通して感染が起こると，急性（化膿性）乳腺炎になる．原因菌は黄色ブドウ球菌が多い．慢性乳腺炎は，乳輪下部の乳管の閉塞と分泌物のうっ滞により，乳管周囲に慢性炎症が発生する．

【症状】急性乳腺炎では，乳房全体あるいは一部の疼痛，発赤，腫脹，発熱があり，有痛性の腋窩リンパ節腫脹がみられることもある．慢性乳腺炎では，疼痛，発赤，腫脹，発熱などの症状や，膿性，血性の乳頭分泌がみられる．

【診断】症状，視診，触診を行い，必要に応じてエックス線検査，超音波検査，細胞診を行う．

【治療】急性乳腺炎では，乳汁のうっ滞を除去することが基本になる．冷湿布を使用し，授乳を積極的に行うようにする．授乳後は，射乳や搾乳する．化膿性乳腺炎へ移行したり，膿瘍形成が疑われる場合は，抗菌薬を投与する．慢性乳腺炎の原因として，感染した乳腺や瘻孔，陥没乳頭がある場合には，手術を行うことがある．

【経過・予後】適切な治療を行えば予後はよい．感染した乳腺や瘻孔，陥没乳頭などがあれば，慢性乳腺炎の再発を起こすことがある．

乳腺症

乳腺症は，乳房の疼痛や圧痛，硬結や腫瘤，乳頭分泌など，さまざまな症状がみられる非炎症性，非腫瘍性の病態をいう．

【疫学】女性の約60％に認められ，30～50歳代に多い．

【成因と病態生理】女性ホルモンの分泌異常などにより，生理的変化が強く表れた病態であると考えられる．

【症状】乳房の疼痛や硬結がある．

【診断】症状，視診，触診に加え，マンモグラフィ，超音波検査を行って診断する．乳癌との鑑別が必要で，穿刺細胞診や針生検を行うこともある．

【治療】乳房にフィットする下着を使うなど，乳房管理が重要である．乳房痛が強いときは鎮痛薬やホルモン薬を使用する．

【経過・予後】自然消退することも多く，予後はよい．

13. 精神・心身医学的疾患

A. 統合失調・気分障害　c 双極性障害　①うつ状態　②躁状態
B. 不安障害　a パニック障害　b 全般性不安障害
E. その他　a 睡眠障害　②むずむず脚症候群　b せん妄
　d 広汎性発達障害　①自閉症　②アスペルガー症候群　e 注意欠陥多動障害（ADHD）
　f 心的外傷後ストレス障害（PTSD）

双極性障害

　気分が高揚した「躁状態」と，気分が落ち込む「うつ状態」が繰り返される病気を双極性障害という．
【疫学】双極性障害は 20 歳前後で発症することが多い．有病率は 1% 程度で，性差はない．
【成因と病態生理】遺伝的背景に，性格や，過労，心理的葛藤などのストレスが加わって発症すると考えられる．双極性障害には，社会生活に支障をきたすほどの激しい躁状態がある双極 I 型障害と，社会生活にさほどの支障はない軽躁状態がある双極 II 型障害がある．
【診断】双極性障害そのものを診断する検査法はなく，臨床症状から診断する．ただし，抑うつ症状は，甲状腺機能低下症などの内分泌疾患や，脳血管障害などの器質性疾患でもみられることが少なくなく，血液学検査，血液生化学検査，内分泌学検査，頭部 CT 検査，頭部 MRI 検査などを行って除外する必要がある．
（1）うつ状態
【症状】気分が落ち込む，興味や関心がなくなる，やる気が起きない，不眠，食欲低下などの症状がみられる．
【治療】非定型抗精神病薬や気分安定薬を用いる．うつ状態の苦痛を取り除き，自殺を予防し，社会生活機能を回復し，再燃・再発を予防する．
【経過・予後】回復には時間がかかるため，事前に予防することが重要である．
（2）躁状態
【症状】
　①「気分高揚，開放的，易怒的，活動・活力の亢進」が 1 週間以上持続する，②自信にあふれる，③寝なくても平気，④多弁，⑤さまざまな考えが湧き上がる，⑥注意・関心がいろいろなことにひかれやすい，⑦活発に動きまわる，⑧浪費・異性との交際が多い，などの症状が 3 つ以上認められる．
【治療】病気であるとの自覚（病識）がない患者が多く，患者・家族に病気を正しく理解してもらう．急性期は気分安定薬，非定型抗精神病薬を用いて躁病エピソードを治療する．
【経過・予後】再発しやすいため，再発の徴候を知り，予防策を自らとるようにする．規則正しい睡眠覚醒リズムを保つ，アルコール飲用を適切にするなど，生活習慣の改善を目的とした対処行動をとり，再発を防ぐ．

パニック障害

　突然に強い恐怖感または不快感が起こり，動悸，発汗，震え，呼吸困難感，窒息感，胸痛，嘔気，めまい，死への恐怖感などを認めるパニック発作を繰り返して起こし，再び発作が起こるのではないかとい

う予期不安が続く病態である．

【疫学】100人におよそ1人が発症する．

【成因と病態生理】原因は明らかでないが，環境・心理的な原因のほかに脳機能の異常も関わっていると考えられている．家族歴があると発症リスクが高まるとされている．

【症状】以下の症状が三大症状である．

　①パニック発作：突然に理由もなく強い不安と，動悸，発汗，手足の震えなどの症状が起きる．

　②予期不安：ふたたびパニック発作が起こるのではないかと恐れる．

　③回避行動：発作が起こりそうな場所や状況を避ける．

　さらに発展して，広場恐怖に至ることも多い．

【診断】症状を確認して診断する．血液検査や画像検査などで器質性疾患を除外する．

【治療】認知行動療法を行う．薬物療法法では，三環系抗うつ薬，選択的セロトニン再取込み阻害薬，抗不安薬などを用いる．

【経過・予後】早期に適切な治療をすれば回復しやすい．適切な治療が行われないと徐々に悪化する場合もある．

全般性不安障害

　日常的な多くの出来事や活動に対して過剰な不安と心配が慢性的に持続し，それに伴って運動性緊張や自律神経症状などが認められる病態である．

【疫学】生涯有病率は約1.8%である．発症年齢の中央値は30歳で，女性が約2/3を占める．

【成因と病態生理】原因は明らかではないが，性格や遺伝的要因，現在直面しているストレス状態や自律神経の障害などが発症に関わると考えられる．

【症状】仕事や学業など多数の出来事や活動に対して，過剰な不安と心配がほぼ毎日あり，それが少なくとも6か月間は続く．その心配を自分で制御できず，筋緊張性頭痛・振戦などの運動性緊張，ふらつき，発汗，頻脈，心窩部不快感，めまいなどの自律神経症状も認められる．いらいら感，集中困難，易疲労感，筋肉の緊張，睡眠障害などを伴うこともある．

【診断】症状を確認して診断する．血液検査や画像検査で器質性疾患を除外する．

【治療】抗不安薬，抗うつ薬などの薬物療法と，認知行動療法，支持的精神療法，洞察的精神療法などの精神療法を行う．

【経過・予後】多くが慢性の経過をたどり，完全寛解する率は低い．

社会不安障害（社交不安障害）

　人前のように注目が集まる状況において，強い不安，恐怖，緊張を感じ，失敗して自分が恥をかくのではないかという心配や強い不安を感じる病態である．

【疫学】約13%の人が，一生のうちどこかの時点で社会不安障害になると考えられており，わが国には約300万人以上の患者がいるといわれる．発症年齢は，10歳代半ばから20歳代前半にかけて多い．男女差はない．

【成因と病態生理】原因は明確ではないが，セロトニン神経系とドーパミン神経系の機能障害によって発症すると考えられている．

【症状】自身が不合理と思うほどに，周囲からの評価を過剰に恐れ，失敗したり恥をかくような可能性のある状況や，行為に対して恐怖を抱く．たとえば，人前で発表や発言をするなどの社会的状況，人前で電話をかけたり，食事や字を書くなどの社会的行為に対して，恥ずかしさと強い恐怖を抱く．

また，恐怖に伴って，緊張，赤面，発汗，ふるえ，動悸，息苦しさ，尿意頻回，ぎこちない行動などの身体症状が現れる．さらに，これらの身体症状が恥ずかしさにつながり，緊張症状をますます強める．

そして，これらの状態が対人場面において再び起きるのではないかと恐怖し（予期不安），社会的状況や行為を避けるようになる（回避行動）．

【診断】医療面接で症状から診断する．内分泌疾患などの器質性疾患を，血液検査，画像検査などで除外する．

【治療】抗不安薬や選択的セロトニン再取込み阻害薬などの薬物療法と，認知行動療法を行う．

【経過・予後】治療の開始が遅くなると，症状が重症化かつ慢性化する．

むずむず脚症候群

むずむず脚症候群（レストレスレッグス症候群）は，脚がむずむずする不快な感覚のせいで睡眠障害を訴える病態である．

【疫学】人口の約2～5％に潜在患者が存在するといわれ，日常生活に支障をきたし治療が必要な人は約200万人いると推定されている．どの年齢でも発症しうるが，60歳～70歳代に多い．男女比は約1：1.5～2で，女性に多いとされる．

【成因と病態生理】原因が明らかでない本態性と，腎不全，鉄欠乏性貧血，妊娠などによって誘発される続発性がある．本態性では，中枢神経内におけるドパミン作動系の異常が関与していると考えられている．

【症状】脚がムズムズする，脚を虫がはっているなどの不快感がある．脚が熱い，ほてる，さらには痛みや冷えといった症状を訴える場合もある．症状は夕方から夜に起こることが多いため，なかなか寝つけなかったり，睡眠中に何度も目が覚めたりする．

【診断】①脚の不快な感覚のため，脚を動かしたくてたまらない，②安静にして，横になったり座ったりしていると症状があらわれたり，強くなる，③脚を動かすと，不快な感覚は軽くなる，④夕方から夜にかけて症状が強くなる，などの特徴的な症状から診断する．筋電図検査や終夜睡眠ポリグラフ検査などの検査を補助的に行うこともある．

【治療】食事での鉄分補給や，カフェイン，ニコチン，アルコールを控えるなど，日常生活を改善する．症状が強ければ，ドパミン作動薬やベンゾジアゼピン系薬剤などの薬物療法を行う．

【経過・予後】長期にわたって症状が続くが，予後はよい．

せん妄

意識混濁に加えて，場所や時間などを認識する見当識や覚醒レベルに異常が生じ，幻覚，錯覚，興奮，錯乱，活動性の低下など，情緒や気分の異常が突然に起こる状態である．

【疫学】あらゆる年齢で起こりうるが，高齢者により多い．

【成因と病態生理】神経系，心循環器系，呼吸器系疾患，悪性腫瘍，手術後，骨折，代謝性疾患（糖尿病，肝性脳症，腎性脳症など），薬物服用（鎮静薬，医療用麻薬，抗うつ薬など）など，さまざまな疾患や病

態に伴って発生する．発生機序は明らかでないが，脳内で認知，記憶，情動，睡眠覚醒リズムなどに関係する部位での代謝や神経伝達系（アセチルコリン，ノルアドレナリン，ドパミン，セロトニンなど）の異常が考えられている．

【症状】見当識，思考力，注意力の低下などが突然に発症し，妄想や幻覚に支配されて，過度に興奮して錯乱状態となったり，逆に活動性が著しく低下して眠った状態になるなど，行動や睡眠リズムに異常をきたす．

【診断】症状から診断するが，せん妄の原因を同定のために，血液生化学的検査や画像検査を行う．

【治療】原因の是正および増悪因子の除去，支持療法，興奮の管理を行う．原因の是正は感染症の治療，脱水に対する輸液などで，増悪因子の除去には薬剤の中止などがある．支持療法として，ビタミンなどの栄養補給と水分投与を行う．興奮の管理には，鎮静薬や睡眠薬などを使用する．

【経過・予後】せん妄がみられる入院患者の約 35～40％は，基礎疾患や合併症で 1 年以内に死亡する．

自閉スペクトラム症

従来，対人関係技能やコミュニケーション能力が質的に障害され，常同的な行動，興味，活動がさまざまな程度に現れている状態を「広汎性発達障害」と総称し，自閉症，アスペルガー障害が含まれていた．

自閉症は，社会性発達の質的障害，コミュニケーションの質的障害，興味や活動の偏りの 3 つを特徴とした病態であるとされた．一方，アスペルガー障害は，コミュニケーション能力の質的障害は目立たず，軽症なものとされていた．

しかし，広汎性発達障害，自閉症，アスペルガー症候群などとよばれてきた病態は，重複している部分も多く，個々々人において明確に分けることが難しいことから，現在では「自閉スペクトラム症（autism spectrum disorder; ASD）」とした疾患概念にまとめられている．

【疫学】人口の約 1％にみられる．男性に多く，男女比は約 4：1 である．

【成因と病態生理】生まれつきの脳機能障害に，多くの遺伝的な要因が複雑に関与して発症すると考えられている．

【症状】以下の 2 点が特徴的である．

①対人関係，社会的コミュニケーションの障害：言葉の遅れ，反響言語，会話が成り立たないなど，言語やコミュニケーションの障害が認められる．乳児期早期から，ほかの人と関心を共有することができず，社会性の低下がみられる．学童期以降も友だちができにくいなど，対人的相互関係を築くのが困難である．

②行動や興味などの限局性，常同性：一つの興味や事柄に関心が限定され，こだわりが強く，感覚過敏あるいは鈍麻など感覚の問題もある．

【診断】

日常生活における普段の様子，発達歴，既往歴，神経学的な身体所見などから診断する．心理検査を併用することもある．

自閉スペクトラム症の診断は，下記などの条件が満たすものとされている．

①家庭内や学校など，複数の環境状況において，社会的コミュニケーションおよび対人的相互反応の持続的な欠陥がある．

②行動，興味，または活動において，限定された反復的な様式が 2 つ以上ある（情動的，反復的な身体

の運動や会話，固執やこだわり，きわめて限定され執着する興味，感覚刺激に対する過敏または鈍感など）．

　③発達早期から上記の①，②の症状が認められる．

　④発達に応じた対人関係や学業的・職業的な機能が障害されている．

　⑤上記の障害は，知的能力障害や全般性発達遅延では十分に説明されない．

【治療】根本的な治療法はなく，それぞれの発達ペースに沿った療育，教育的サポートを行う．成人で知的障害のない者には，社会生活技能訓練などの認知行動療法を用いることもある．

【経過・予後】自閉スペクトラム症は生来的なもので，生涯にわたって持続する．このため，乳幼児期からの家庭療育，学校教育そして就労支援へと，ライフステージを通じたサポートを行って生活の安定を目指す．

注意欠陥多動障害

　注意欠陥多動障害（attention-deficit hyperactivity disorder; ADHD）とは，不注意，多動性，衝動性の3つの特性を中心とした発達障害の病態である．

【疫学】有病率は約5%である．

【成因と病態生理】前頭葉を中心とした脳内ネットワークの障害で，遺伝的要因に環境因子が加わって発症すると考えられる．

【症状】年齢に不釣り合いな不注意，多動性，衝動性が，家庭と学校などの異なる状況において3か月以上持続的に認められ，そのために社会的あるいは学業的に悪影響が及んでいる．不注意は集中力のなさで，継続的に一つの物事に取り組むことができない状態である．多動性は落ち着きのなさで，じっとしていることができずに，絶えず動いている状態である．衝動性は，どのようなことになるか深く考えずに，すぐに行動に移す傾向のことで，順番待ちができないなどの状態である．

【診断】詳細な発達歴を養育者から聞きとり，学校や家庭での子どもの行動や授業態度，友人とのかかわりなどを正確に把握して診断する．

【治療】学校や家庭での生活環境を整え，心理社会的治療ならびに支援を行う．学童期以降でも症状が強いときには薬物療法も試みられる．

【経過・予後】小児期に発症するが，学童期や成人になっても症状が持続することが多い．

心的外傷後ストレス障害

　心的外傷後ストレス障害（post traumatic stress disorder; PTSD）とは，生死に関わるような危険にあったり，死傷の現場を目撃したりするなどの体験による強い衝撃を受けた後，それが記憶に残って心理的外傷（トラウマ）となり，何度も思い出されて当時と同じような恐怖を感じ続ける病態である．

【疫学】生涯有病率は1.1〜1.6%であるが，20歳代から30歳代前半では3.0〜4.1%とされる．

【成因と病態生理】強い恐怖の衝撃を受けた体験の記憶が，意図することなく，反復的に想起され，被害当時の出来事，感情，思考，身体感覚などがありありと再現される病態である．こうしたことは誰にでもありうるが，トラウマの記憶が1か月以上も想起され続け，社会生活や日常生活に重大な影響をきたしている．

【症状】以下の症状のすべてが1か月以上続く．

　①侵入症状：体験した内容を悪夢に見たり，フラッシュバックとして体験する．体験を思い出させるような刺激に触れた時に，動悸，発汗，振戦などの生理的反応や，心理的動揺を生じる．

　②過覚醒症状：持続的な不安，緊張状態，驚愕反応を伴うことが多い．

　③回避・麻痺症状：体験を連想させる思考や記憶などの内的な刺激，あるいは外的な状況や事物を避ける．

　④否定的な認知, 感情：世間は信用できない，自分は無力だ，自分が悪かった，などの否定的な認知で，怒りや罪責感などの否定的な感情が増加する．

【診断】PTSD は医療面接によって診断がつけられる．まずは症状の有無を確認し，それらの症状が衝撃を受けたイベントの発生から 1 か月以上経過しても続き，社会生活や日常生活に影響が生じているときに PTSD と診断される．

【治療】心理療法や，必要によって抗うつ薬や気分安定薬などの薬物療法が行われる．

【経過・予後】過半数は数か月ほどで自然に回復するが，数年かけて自然回復することもある．薬物療法を行う場合，効果は半年以上かかって認められることがあり，効果がみられても中断すれば再発することもあるので，1 年程度は服薬を継続する．

14. 小児疾患

A. 小児疾患　a 夜驚症　e 肘内障

夜驚症

　睡眠中に突然, 泣いたり, 叫んだりすることで始まり, 激高したり怖がったり, 暴れるなどの症状がみられる状態である.

【疫学】小児に多く, 有病率は小児で約 1〜6.5%である.

【成因と病態生理】主要睡眠時間帯の最初の 1/3 に発生する. 睡眠第 3〜4 段階の深い眠りから, いきなり恐怖を伴うような夢をみて覚醒することによって起こると考えられる. 発症には, 誘因として, 睡眠不足, ストレスなどが関与していることがある.

【症状】睡眠中に突然, 驚愕覚醒する. つんざくような恐怖の叫び声で始まり, 泣き出すこともある. 強い恐怖に加え, 瞳孔散大, 頻拍, 呼吸促迫, 発汗など, 自律神経系緊張の症状を伴う. 落ち着かせようとしても反応が悪い. 起床後は, 夜驚が起こったことも, 夢の内容も思い出せないことが多く, 想起できても断片的な記憶にとどまる.

【診断】症状から診断する. てんかん発作を除外するために脳波検査を行うこともある.

【治療】自然に軽快するので, 不安を取り除くよう, 周囲へのアドバイスを行って経過を観察する.

【経過・予後】思春期にはほぼ消失する.

肘内障

　肘内障は, 手や前腕の急激な牽引によって橈骨頭が輪状靱帯の遠位に亜脱臼した状態である.

【疫学】2〜4 歳児に多い.

【成因と病態生理】急に転倒しかけて手や前腕部が長軸方向に引っ張られて発症することが多い. そのほか, 遊んでいて腕を持って振り回されたり, 腕を下にして転倒したときなどにも発生する. 輪状靱帯が橈骨頭に乗り上げ, 腕橈関節に嵌頓したようになって疼痛が起こる.

【症状】疼痛を訴えるが, 関節の腫脹や変形はない. 上肢を下垂し, 腕を触ると嫌がったり, 健側の手で患肢を支えていることもある.

【診断】腕を引っ張ったという既往があり, 疼痛を訴えることから疑う. エックス線検査, 超音波検査で診断する.

【治療】整復操作を行う. 橈骨頭にあてた母指に「コクッ」というクリックを触れるとともに整復される.

【経過・予後】幼児期には再発しやすいが, 成長すればよくなり, 後遺症も生じない.